RÉVEILLER
LE FEU
INTÉRIEUR

**Catalogage avant publication
de Bibliothèque et Archives Canada**

LeBeau, Lyse

    Réveiller le feu intérieur

    2e édition

    (Collection Psychologie)

    Traduction de : Awakening the fine within.

    ISBN 978-2-7640-1295-6

    1. Estime de soi. 2. Confiance en soi. 3. Yoga, Ha, tha. I. Maclean, Duart. II. Titre. III. Collection : Collection Psychologie (Éditions Quebecor).

BF697.5.S46L3814 2008   158.1   C2008-940083-6

© 2008, Les Éditions Quebecor
Une compagnie de Quebecor Media
7, chemin Bates
Montréal (Québec) Canada
H2V 4V7

Dépôt légal : 2008
Bibliothèque et Archives nationales du Québec

Pour en savoir davantage sur nos publications,
visitez notre site : www.quebecoreditions.com

Éditeur : Jacques Simard
Conception de la couverture : Bernard Langlois
Illustration de la couverture : Corbis
Conception graphique : Sandra Laforest
Infographie : Claude Bergeron

Imprimé au Canada

Gouvernement du Québec – Programme de crédit d'impôt pour l'édition de livres – Gestion SODEC.

L'Éditeur bénéficie du soutien de la Société de développement des entreprises culturelles du Québec pour son programme d'édition.

Nous reconnaissons l'aide financière du gouvernement du Canada par l'entremise du Programme d'aide au développement de l'industrie de l'édition (PADIÉ) pour nos activités d'édition.

DISTRIBUTEURS EXCLUSIFS :

• Pour le Canada et les États-Unis :
MESSAGERIES ADP*
2315, rue de la Province
Longueuil, Québec J4G 1G4
Tél. : (450) 640-1237
Télécopieur : (450) 674-6237

* une division du Groupe Sogides inc.,
filiale du Groupe Livre Quebecor Média inc.

• Pour la France et les autres pays :
INTERFORUM editis
Immeuble Paryseine, 3, Allée de la Seine
94854 Ivry CEDEX
Tél. : 33 (0) 4 49 59 11 56/91
Télécopieur : 33 (0) 1 49 59 11 33

**Service commande France
Métropolitaine**
Tél. : 33 (0) 2 38 32 71 00
Télécopieur : 33 (0) 2 38 32 71 28
Internet : www.interforum.fr

**Service commandes Export –
DOM-TOM**
Télécopieur : 33 (0) 2 38 32 78 86
Internet : www.interforum.fr
Courriel : cdes-export@interforum.fr

• Pour la Suisse :
INTERFORUM editis SUISSE
Case postale 69 – CH 1701 Fribourg –
Suisse
Tél. : 41 (0) 26 460 80 60
Télécopieur : 41 (0) 26 460 80 68
Internet : www.interforumsuisse.ch
Courriel : office@interforumsuisse.ch

Distributeur : OLF S.A.
ZI. 3, Corminboeuf
Case postale 1061 – CH 1701 Fribourg –
Suisse

Commandes : Tél. : 41 (0) 26 467 53 33
Télécopieur : 41 (0) 26 467 54 66
Internet : www.olf.ch
Courriel : information@olf.ch

• Pour la Belgique et le Luxembourg :
INTERFORUM editis BENELUX S.A.
Boulevard de l'Europe 117,
B-1301 Wavre – Belgique
Tél. : 32 (0) 10 42 03 20
Télécopieur : 32 (0) 10 41 20 24
Internet : www.interforum.be
Courriel : info@interforum.be

Lyse LeBeau et Duart Maclean

RÉVEILLER LE FEU INTÉRIEUR

Traduit de l'anglais par Annick Bengle

2e édition

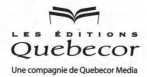

LES ÉDITIONS
Quebecor
Une compagnie de Quebecor Media

Remerciements

Ce livre est dédié à tous ceux qui ont participé à nos séminaires et à nos ateliers, à nos classes de yoga et à nos cours de méditation, ainsi qu'aux nombreuses personnes qui ont suivi un entraînement privé et des sessions de respiration consciente. Sans vous, il n'aurait pu être écrit. Nous vous en remercions.

Nous désirons rendre hommage à nos parents, Jeannine et Cyrille LeBeau, ainsi qu'à Atha et à William Maclean : votre présence à nos côtés est pour nous une bénédiction.

Un merci tout particulier aussi à Victor Lee pour les innombrables heures d'excellent *coaching* qu'il nous a généreusement données durant toutes ces années. De même, nous sommes très reconnaissants à Ian Harvey, qui a bâti nos sites Web, et à sa femme, Tatiana, qui a conçu nos pages d'accueil. Ce couple illustre bien l'idéal Bahá'i, selon lequel «le monde est un pays dont les êtres humains sont les citoyens».

Nous remercions également Pierre Marois, Éric Pellerin, Louis Cayer, Carole Rancourt, Sandra Canuel et Martine Provost, qui nous ont aidés à faire de ce livre une réalité.

Préface

Nous découvrons parfois un livre qui nous fait avancer sur la voie de la compréhension de la vie. Le présent ouvrage, que j'ai eu le plaisir d'avoir entre les mains, est l'un de ces bijoux.

Tout au long de ce document unique, Lyse LeBeau et Duart Maclean partagent avec nous leur vaste éventail d'expériences, de connaissances et de sagesse. Ils nous présentent des techniques et des approches qui ont un impact positif sur la vie quotidienne. Ils exposent les buts et la philosophie de base du yoga et de la respiration consciente (*rebirthing*), tout comme leurs extraordinaires effets guérisseurs et de prise en charge de soi. Ils décrivent en détail les principales croyances et *patterns* inconscients qui régissent et minent nos vies. Un savoir très précieux puisque, en mettant au jour nos croyances négatives refoulées et nos comportements autodestructeurs, nous pouvons nous en libérer.

Lyse et Duart nous rappellent que nous avons une capacité innée de prendre en main notre vie et notre destinée. Les nombreux outils très utiles qu'ils nous proposent nous permettront de vivre dans plus de paix et d'harmonie.

J'ai eu le privilège de partager de nombreux et magnifiques moments avec ces deux auteurs, et j'ai assisté à plusieurs des conférences et ateliers qu'ils donnent régulièrement. J'ai également été témoin de nombreuses et remarquables transformations sous leur supervision. J'ai vu des centaines de femmes et d'hommes s'éveiller à l'incroyable pouvoir qui dormait en eux, de même qu'à leurs dons uniques, tandis que beaucoup d'autres surmontaient la dépression et la résignation en donnant à leur vie un nouveau sens et une nouvelle direction.

Ce livre, empreint de la passion et de l'énergie de Lyse et de Duart, énonce dans une langue claire une profonde compréhension de l'Être humain et de ses relations avec ses pairs, tout comme avec l'Univers. Il nous apporte une information précieuse qui, j'en suis sûr, nous ouvrira les yeux sur ce que nous sommes et nous donnera les moyens de devenir de meilleurs êtres humains. Pour ces raisons, j'aimerais exprimer à Lyse et à Duart ma gratitude éternelle.

Pierre Marois, médecin

Avant-propos*

Le but de cet ouvrage est d'intégrer les approches psychologique et spirituelle à une démarche visant à mieux maîtriser sa vie. Nous y explorerons les relations interpersonnelles, le leadership et l'estime de soi, thèmes communs de nos nombreux ateliers, conférences, cours universitaires et livres. Nous avons été à même de constater que la plupart des approches dans le domaine ne vont pas assez loin en ce qui a trait à la personne elle-même, au sujet, pour produire des résultats véritables et durables. Nous savons que moins de 10 % de ce qui motive les pensées, les sentiments, les paroles et les actions d'un être humain se joue au niveau conscient. Simplement saisir intellectuellement ce que nous avons besoin d'être ou de faire, puis s'engager à être ou à faire le nécessaire pour y arriver, ne nous mènera pas à notre but. Ce type de connaissance se situe sur le plan superficiel et conscient de l'esprit, le même que celui où se trouvent nos bonnes intentions et nos résolutions du Nouvel An. Or, les forces motrices de notre vie ne se trouvent pas à la surface de notre esprit, là où nous prenons nos décisions « conscientes » de tous les jours. Ce qui nous anime réellement est profondément enfoui en nous et, tant que nous ne nous familiariserons pas avec nos décisions inconscientes, d'où émanent nos vrais choix et actions, nous serons constamment frustrés, car nos efforts ne nous permettront pas de transformer notre vie, d'atteindre notre potentiel ni de réaliser nos rêves.

---

* Dans cet ouvrage, le masculin a été utilisé dans le seul but d'alléger le texte.

Nous pensons que pour accéder à notre «enfer» personnel, là où le vrai travail se fait, il faut aller au-delà de l'intellect et de la pensée positive. Nous devons également nous garder de vouloir nous «reprogrammer», comme si un être humain était à peine plus qu'un ordinateur en mal d'un nouveau logiciel. Une telle approche est le produit prévisible d'une société qui a été progressivement récupérée par la technologie et par des valeurs purement matérielles. Notre expérience nous permet d'affirmer que la variété des pratiques de yoga, allant de la respiration et des postures à la méditation et à la connaissance personnelle, sont les moyens les plus sûrs de plonger profondément dans l'inconscient. Connaître le Soi authentique, la Conscience pure, voilà «la perle rare» que recherche l'approche du yoga. En effet, les perles se trouvent au fin fond de l'océan; en suivant les chemins du yoga dans les profondeurs de l'océan de notre propre existence, nous rencontrerons inévitablement les nombreuses formes ténébreuses de l'inconscient tapi sous la surface. C'est en acceptant ces modes de pensée enfouis et ces sensations et sentiments non digérés, et en s'en libérant, que nous pourrons atteindre ultimement notre «perle rare», l'autoréalisation.

Dans cet ouvrage, nous avons porté une attention particulière à l'utilisation de la respiration comme moyen puissant d'exploration et de nettoyage de l'inconscient. La respiration consciente, pratiquée sous la supervision d'une personne dûment entraînée, nous permet d'accéder à nos zones cachées avec une aisance et une profondeur surpassant celles obtenues grâce aux psychothérapies traditionnelles. Lorsque ce processus s'accompagne d'une capacité à reconnaître et à comprendre de quelle façon nos *patterns* négatifs et autodestructeurs fonctionnent, les progrès peuvent être remarquablement rapides et durables. Nous avons également pu constater que cette évolution s'accélère tout en s'adoucissant ultérieurement, par la pratique de la méditation yogique et des postures yogiques (*asanas*) dans la vie quotidienne.

Enfin, nous nous sommes attardés à l'usage de l'action comme moyen de connaissance de soi, d'autoguérison et d'autotransformation. Car c'est dans le feu de l'action que nous, en tant qu'individus, pouvons réellement voir de quoi nous sommes faits.

C'est dans l'action que nous pouvons découvrir nos forces et nos faiblesses. Et c'est encore dans l'action que nous pouvons surmonter nos peurs, nos préjugés et nos dépendances, tout comme notre résistance, aveugle et désespérée, devant l'incontournable dynamisme inhérent à la vie elle-même. Tourner le dos à la résignation et enfin entrer sur le terrain de la vie, trouver une façon épanouissante de servir, de s'engager profondément et non superficiellement envers les autres, prendre des risques pour les bonnes raisons, tout cela s'accomplit dans l'action, là où se trouve le leadership.

Nous espérons que ce livre changera la vie de ceux et celles qui le liront. Si ces pages motivent le lecteur à faire ne serait-ce qu'un pas résolu vers l'autotransformation, notre but aura été atteint.

≈ Namaste ≈

Chapitre 1

La respiration transformationnelle: une sagesse ancienne

Complètement sans vent, par lui-même, l'Unique a respiré;
Au-delà de ça, c'est certain, rien du tout n'a existé.

Hymne de la Création, *Rig Veda* X. 129.2

La respiration consciente remonte à aussi loin que le yoga, c'est-à-dire à au moins 5000 ans. La civilisation de la vallée du fleuve Indus, située dans la région nord-ouest de l'Inde moderne, remonte à au moins 3000 ans av. J.-C., mais elle est probablement beaucoup plus ancienne; des fouilles archéologiques sur les sites des cités anciennes de Mohenjo-Daro et de Harappa ont mis au jour une civilisation hautement évoluée, qui utilisait des systèmes de drainage raffinés, des barrages, des greniers d'entreposage centralisés, des maisons à trois étages, des salles de bain, des salles de réunions et même des collèges. À cet endroit, on a découvert des sceaux en pierre de savon que les marchands utilisaient, et qui représentent le grand dieu Shiva dans une posture de yoga. Shiva est le «Seigneur du yoga», la Source du yoga.

Le souffle est au cœur de la pratique du yoga. Depuis des milliers d'années, les yogis pratiquent et enseignent diverses formes d'exercices de respiration, comme *pranayama*, ou respiration contrôlée. Le *Prana*, ou la force vitale, circule à l'intérieur de notre corps et agit sur notre santé mentale et physique, de même que sur la qualité de notre conscience. Si la circulation de notre force de vie est bloquée à cause du stress ou d'une blessure, la maladie risque d'apparaître. Si cette circulation est faible, nous perdons la faculté de nous concentrer, nous nous sentons fatigués et sans énergie. Si elle est perturbée, notre esprit et nos émotions sont également perturbés. La respiration est le lien entre la force vitale et le corps-esprit. D'ailleurs, si nous nous arrêtons de respirer, ne serait-ce que quelques minutes, le corps est coupé de son lien avec la force de vie, et c'est la mort. En pratiquant des techniques de respiration, et surtout en joignant à ces techniques la méditation et les postures de yoga, nous ressentons une relaxation profonde, une clarté intérieure, une stabilité des émotions, une meilleure santé et une faculté de concentration accrue.

Dans notre société moderne, où nous passons le plus clair de notre temps devant un ordinateur, un bureau ou un volant de voiture, la plupart des gens respirent mal. Mauvaise posture, air pollué, respiration restreinte et superficielle, tout cela aggrave la situation. Pourtant, rien qu'en respirant correctement, bon nombre de nos problèmes de santé, dont la fatigue, la nervosité, l'insomnie, la mauvaise circulation, la faible concentration et la dépression, pourraient être soulagés, voire éliminés. Pratiquer la respiration yogique, ne serait-ce que quelques minutes deux ou trois fois par jour, ferait déjà une immense différence quant à notre bien-être.

C'est au cours des années soixante et soixante-dix que la fascination des Occidentaux pour le yoga et ses bienfaits commence. À l'époque, bon nombre de chercheurs, jeunes et vieux, se rendent en Inde à la recherche de la paix intérieure et de la sagesse qu'offre le système ancien du yoga. Des yogis viennent aussi à l'Ouest, parcourant les pays et partageant leur connaissance avec des millions de gens. Les Beatles adoptent la méditation transcendantale et, presque du jour au lendemain, le yogi Maharishi Mahesh connaît une renommée mondiale. Aujourd'hui, dans presque chaque ville d'Amérique du Nord et d'Europe, on enseigne le yoga dans des studios, des écoles, des centres communautaires et des centres de conditionnement physique. Beaucoup de gens ont commencé à méditer, sous une forme ou sous une autre. La popularité du yoga ne cesse de croître. Il est clair qu'il ne s'agit pas d'une mode passagère ; le yoga est là pour rester, car il exerce une influence positive et profonde sur les fondations mêmes de la civilisation occidentale.

La respiration consciente

Au début des années soixante-dix, un yogi américain, Leonard Orr, expérimente une forme de respiration *kriya* (active) qu'il nomme *rebirthing*. Leonard a longtemps séjourné en Inde pour étudier avec un yogi himalayen du nom de Babaji. Inspirés par Babaji, Leonard et un groupe d'associés – dont fait partie Sondra Ray, auteure très connue de livres sur la guérison et la transformation dans les relations humaines – travaillent à développer la technique du *rebirthing*, aussi appelée respiration consciente. Ils constatent que cette forme de respiration comporte des bénéfices extraordinaires ; à partir de ce moment, la pratique commence à se populariser.

Des milliers de Canadiens, d'Américains et d'Européens qui se sont prêtés à des séances de respiration consciente de deux heures ont observé des changements remarquables dans leur vie. Les problèmes et les soucis qui les avaient empoisonnés durant des années commençaient à s'atténuer, sinon à disparaître, tout simplement. Les habitudes négatives associées à l'autosabotage se dénouent progressivement, et de nouvelles avenues s'ouvrent sur une vie plus créative et plus heureuse. Les relations avec les autres s'améliorent. Le bien-être prend le pas sur la mauvaise santé. Les états de dépression, et même les pensées suicidaires, cèdent la place à une vision de la vie plus positive et plus assurée.

Beaucoup ont vu le boulet qu'ils traînaient se transformer en joie de vivre. La méthode de la respiration consciente, imparfaitement définie comme une forme de *kriya* (action) *yoga* (unifier), devient largement pratiquée dans de nombreux pays.

La méthode de la respiration consciente est facile à apprendre et peut se pratiquer à peu près partout. Elle requiert une pièce calme, un *coach* spécialisé en respiration et une disponibilité d'environ deux heures sans interruption. Le client se couche confortablement, en général sur un sofa ou un tapis, et se couvre d'une couverture. Le *coach* s'assoit à côté de lui, lui fournit un espace apaisant et des conseils, au besoin. Le client se livre à une respiration consciente et connectée pendant environ soixante minutes, se laissant aller à un processus qui se déploie naturellement de l'intérieur. La responsabilité du *coach* est de s'assurer que le client respire correctement et qu'il se sent en sécurité tout au long du processus. Un *coach* expérimenté sera aussi capable d'émettre des commentaires précieux, pendant et après la séance. Généralement, toutefois, le *coach* observe simplement le déroulement et permet au client de vivre sa propre expérience.

Une séance de respiration transformationnelle, si elle est bien menée, est d'une structure simple : le client est allongé confortablement, les yeux clos, et il entame le cycle de respiration consciente. Le *coach* surveille le processus et corrige sa respiration au besoin. Si sa respiration devient irrégulière ou forcée, il lui rappellera de respirer correctement, de se détendre, d'inspirer et d'expirer sans faire de pause, etc. Si le client oublie de respirer ou est sur le point de s'endormir, le *coach* l'encouragera à rester éveillé, à demeurer présent, à se concentrer sur son souffle. Le *coach* lui demandera à quoi il est en train de penser, de manière à cerner la croyance latente qui le pousse dans l'inconscience. Si le client ne peut déchiffrer ses pensées inconscientes, le *coach* gardera à l'esprit qu'une croyance négative est en train de faire surface et qu'il faudra la repérer au cours de la séance. Une fois le cycle de respiration terminé, il donne à son client l'affirmation qui lui convient, de manière à clarifier et à transformer ce noyau dur que sont les croyances inconscientes. Le travail, ou l'action (*kriya*) de la respiration consciente, se fait cependant entièrement par le client, avec le soutien actif du *coach*.

Au début de la séance, le client porte son attention sur tout ce qui se trouve à l'extérieur de lui : la pièce où il est, le *coach*, son propre corps, les bruits, les odeurs, bref, sur tout ce que son champ de perception recouvre. Puis, à mesure qu'il progresse dans le cycle de respiration consciente, son attention se dirige graduellement vers l'intérieur de façon naturelle et sans effort. Ses pensées se font de plus en plus calmes, et peu à peu, il devient conscient de ce qu'il est en train de vivre de l'intérieur de son corps et de son esprit. Parallèlement, sa conscience de ce qui se passe à l'extérieur diminue. L'esprit étant plus calme et abandonné au moment présent, les blessures psychiques refoulées (traumatismes, stress, émotions enfouies, vieilles douleurs, vieilles blessures, etc.) se mettent à remonter à la conscience. Le processus de respiration transformationnelle est le véhicule qui amène ces émotions refoulées à la conscience, afin de les libérer. Il n'y a rien de mystique dans l'inconscient et les blessures psychiques qu'il renferme.

L'inconscient est enfoui dans le système nerveux, c'est un grenier de souvenirs (les mauvais comme les bons) qui ne sont pas d'emblée accessibles au conscient. L'énergie dégagée par le processus de respiration les ramène à la surface. En même temps, l'énergie associée à ces souvenirs est libérée par le système nerveux et se manifeste en émotions, en sensations et en désirs. Autrement dit : la respiration consciente est purification. L'esprit, calme et jouissant de la paix et de la sécurité générées par sa conscience grandissante de l'Existence, devient ainsi capable de vivre avec ses émotions qui remontent, et il le fait d'un œil observateur plutôt que comme un participant actif. Des sentiments de peur ou de colère peuvent surgir, mais l'esprit fonctionne comme un témoin de ces sentiments, et le processus de purification se déroule avec douceur et facilité.

Nourrie par la respiration, la relaxation profonde protège le client de sorte que le contact conscient de ce dernier avec ses émotions douloureuses ne soit pas une source de stress. Il est important, à ce stade du cycle de respiration transformationnelle, de souligner le rôle crucial du *coach*. En effet, un *coach* compétent, qui prodigue doucement des encouragements, sans jugement ni peur, permet au client de lâcher prise et de se détendre au cours de son épanouissante expérience.

Lors de la plupart des séances de respiration consciente, le client atteint un paroxysme et éprouve le sentiment d'une profonde libération, d'avoir laissé aller un vieux fardeau psychique trop longtemps oublié. C'est le point culminant de la séance. À partir de ce moment, le cycle de respiration transformationnelle se poursuit, mais avec moins d'intensité. Le sentiment de relaxation intérieure du client s'approfondit et son esprit, d'un grand calme, atteint souvent un stade de silence absolu, bien que pleinement éveillé. Autrement dit, c'est un état d'éveil dans une détente profonde similaire à l'éveil silencieux de la méditation profonde, une expérience qui est comme un trophée pour le travail bien fait. La respiration consciente n'est pas un processus passif, mais actif, qui exige à la fois l'engagement du client et celui du *coach*. Le client fait le travail de respiration consciemment et sans interruption, pendant que le *coach* reste à ses côtés, prêt à intervenir au besoin et sans condition tout au long du cycle de respiration.

Ensuite, le client revient lentement à son niveau de conscience ordinaire, réveille son corps par des étirements, ouvre les yeux et redevient conscient de son environnement. Pendant cette période d'intégration, le *coach* l'aide à vivre son expérience de façon positive ; il peut aussi faire des commentaires au besoin, mais il est là avant tout pour écouter attentivement le client, sans émettre de jugement.

Un témoignage portant sur une séance réelle de respiration transformationnelle serait sans doute utile. Celui qui suit est peut-être spectaculaire, mais il illustre bien le pouvoir potentiellement guérisseur de la respiration.

Le témoignage de
Duart

Monika est mannequin pour un magazine féminin populaire et apparaît régulièrement dans le catalogue d'une chaîne haut de gamme de boutiques de vêtements. Un ami commun lui avait suggéré de venir nous voir. Quand je l'ai eue devant moi lors de sa première séance, j'ai été impressionné par sa haute taille, sa minceur, sa beauté et, en même temps, sa simplicité et son réalisme. Je l'ai aimée immédiatement.

J'ai expliqué à Monika en quoi consiste la méthode de respiration transformationnelle et je lui ai posé quelques questions sur sa naissance, ses parents, son milieu familial, ses intérêts. Je lui ai aussi demandé ce qu'elle attendait de cette séance. En me regardant droit dans les yeux, elle m'a calmement répondu que, même si elle rencontrait beaucoup d'hommes séduisants, en pleine réussite, intéressants et prêts à sortir avec elle, ses relations amoureuses ne duraient jamais plus d'un mois. Elle m'a clairement expliqué qu'elle avait un blocage, mais qu'elle était incapable d'en saisir la nature; elle voulait une relation authentique, aimante et durable avec un homme, et c'est pourquoi elle était venue ici. Ensuite, elle s'est étendue sur le matelas destiné à la respiration consciente, j'ai étendu une couverture sur elle, puis elle a entrepris son cycle de respiration consciente.

Au bout de quinze ou vingt minutes, elle était plongée dans son aventure intérieure, sa respiration était profonde, facile et continue. Jusque-là, le processus se déroulait en douceur et sans histoire. Mais tout à coup, son comportement changea du tout au tout et l'expression calme de son visage tourna à l'horreur et à la répugnance. Son corps s'est mis à se crisper et à se retourner, comme s'il résistait à quelqu'un ou à quelque chose, et sa tête pivotait de gauche à droite. «Non! Non! Non! répétait-elle. Que faites-vous? Non! Laissez-moi tranquille!» Il arrive souvent que des gens aient tendance à dramatiser ce qu'ils ressentent, peut-être par besoin d'attention ou parce qu'ils croient qu'ils doivent exagérer pour obtenir un résultat, ce qui constitue une forme de «*pattern* de lutte».

Quand j'accompagne un client qui se comporte ainsi, je sens l'absence d'authenticité et je ne bouge pas; je l'encourage à poursuivre le cycle de respiration, je laisse l'expérience se dérouler, sachant que s'il persévère, quelque chose de vrai va survenir. Ce qui se produit exactement, c'est que leur drame retarde le lâcher-prise qui suit toujours un cycle de respiration consciente correctement pratiquée. Ce que Monika vivait, cependant, était authentique, très vrai, et j'ai senti un frisson parcourir ma colonne vertébrale. Même les yeux clos et l'attention entièrement dirigée vers le processus intérieur, Monika pouvait entendre ma voix :

« Quel âge avez-vous ?

— Huit ans.

— Où êtes-vous ?

— Dans une grande pièce, comme un grand hall ou un sous-sol, dans un gros immeuble… Il y a un vieil homme avec moi. »

À ce moment, ses sensations d'horreur et de répugnance s'intensifièrent, et il était clair qu'elle revivait une sorte de rencontre avec un homme âgé qu'elle avait trouvé horrifiant. Je lui ai posé quelques autres questions pendant qu'elle était toujours dans le processus de respiration consciente et, de toute évidence, elle avait été caressée, mais peut-être était-ce pire, par quelqu'un dans l'immeuble où elle vivait. Je l'ai laissée en lien avec cet incident, quel qu'il soit, sans intervenir. À ce stade, mon rôle consiste simplement à rester là, à maintenir un espace rassurant dans lequel Monika pouvait aller au bout de ce qu'elle vivait. Puis, dix à quinze minutes plus tard, l'intensité de son expérience s'atténua significativement, et elle s'installa doucement dans une paix profonde, similaire à la méditation profonde, état divin qu'elle conserva tout le reste de la séance.

Plus tard, Monika s'est assise et nous avons discuté de l'expérience. Elle me dit qu'elle n'a aucun souvenir conscient d'un abus, sexuel ou autre, dont elle aurait été victime dans son enfance. Elle se souvenait néanmoins qu'à l'âge de huit ans, elle vivait avec sa mère et son père dans un quartier relativement pauvre de Toronto. Ses deux parents travaillaient et elle se promenait souvent seule dans l'immeuble qu'ils habitaient. Le gardien de l'immeuble était un homme âgé qui servait à Monika de tuteur quand ses parents s'absentaient. Donc, ce qu'elle a vécu pendant son *rebirth* correspond aux faits réels qui se sont produits dans son enfance, à l'âge de huit ans. Le gardien l'a-t-il agressée ? Cela est-il réellement arrivé ? Nous ne pouvons en être sûrs. J'ai dit à Monika que, même si cet incident est vraiment arrivé, et s'il s'est produit avec cet homme en particulier, ce ne serait tout de même pas aussi important que le fait réel de son expérience durant sa pratique de respiration consciente. Elle a libéré quelque chose de majeur qui n'était pas parvenu à sa conscience avant cette séance.

Ce qui importait, c'est qu'elle avait évacué un événement qui affectait nettement et négativement sa qualité de vie. Monika acquiesça, à la fois surprise et heureuse de la clarté et de l'intensité de ce qui avait été livré à sa conscience, puis libéré par son souffle. Ensuite, je l'ai interrogée sur ses relations à court terme avec les hommes:

«Qui met fin à la relation, lui ou vous?

— Je suis toujours celle qui quitte l'autre.»

Monika avait un véritable *pattern* de répétition, clair et précis, pour couper les ponts. «Voyez-vous le lien?

— Oui! dit-elle en inclinant la tête.

— Les hommes sont dangereux, n'est-ce pas?»

Elle comprit immédiatement. Sa confiance dans les hommes a été anéantie, et toute intimité véritable avec eux la terrifiait. Inconsciemment, elle avait décidé que faire confiance à un homme était aussi dangereux que de mettre sa main dans le feu. Aussitôt qu'une nouvelle relation commence à cheminer vers l'intimité émotionnelle, Monika s'enfuit comme un cheval sauvage qu'on a effrayé. Les croyances sont puissantes, surtout quand elles sont inconscientes, et elles nous font vivre des expériences qui confirment leur réalité.

Ainsi, les croyances inconscientes deviennent des prédictions qui se réalisent. La conviction cachée de Monika, selon laquelle les hommes sont dangereux, est devenue une prédiction qui s'est réalisée d'elle-même: Monika ne peut vivre l'intimité avec un homme, et ses relations se résument à une rupture après l'autre. À partir du moment où elle a pris conscience de cette croyance, cette dernière a perdu son pouvoir. Dorénavant, Monika n'a plus à obéir aveuglément à cette impulsion qui lui commande de fuir dès qu'un homme s'approche d'un peu trop près. Mais maintenant, elle peut respirer et vivre toutes les émotions liées à l'intimité d'un couple. Elle peut choisir de rester sur place et tester son expérience récente, au lieu de fuir par réflexe. Elle peut même y aller d'affirmations du type «Moi, Monika, je peux aujourd'hui faire confiance aux hommes» ou «Je me sens en sécurité avec les hommes», dans le but de désamorcer sa croyance que les hommes sont dangereux. Elle peut aussi transférer sa peur à l'objet de sa peur, les hommes, et ainsi surmonter son *pattern* de fuite. Prendre conscience d'un problème, c'est déjà la moitié du travail de fait. L'ignorance de nos propres mécanismes inconscients fait que nous les reproduisons continuellement.

Monika est revenue encore quelques fois pour d'autres séances de respiration transformationnelle, tout en continuant d'assimiler son expérience initiale. Environ huit mois plus tard, je l'ai rencontrée par hasard dans un centre commercial et nous avons discuté. Elle m'a confié qu'elle vivait en couple depuis plusieurs mois et que tout allait bien. Pour la première fois, elle était à l'aise dans une relation qui durait plus de quelques semaines. Elle a ajouté que son ami était différent du type d'hommes avec qui elle sortait auparavant. Dans cette relation-ci, Monika s'intéressait davantage aux qualités intérieures et au tempérament de son homme, plutôt qu'aux apparences extérieures et aux manifestations de succès, comme avant. Elle se disait très heureuse avec lui.

Depuis, je n'ai plus revu Monika, mais je suis convaincu que, peu importe l'issue de cette relation, quelque chose de fondamental en elle s'est guéri durablement.

Le traumatisme de la naissance

Les gens pensent à tort que la respiration consciente s'applique surtout à la grossesse et à l'expérience de la naissance. En effet, pour l'avoir pratiquée depuis les tout débuts, les associés de Leonard Orr, fondateur du mouvement *rebirth* comme on l'a vu précédemment, ont retrouvé la mémoire de leur propre naissance si fréquemment et si intensément que le cycle de respiration consciente a fini par être associé à la guérison de traumatismes liés à la naissance elle-même.

Mais, s'il est vrai que beaucoup de gens qui pratiquent la respiration consciente passent par des états qui semblent reliés directement au type de naissance qu'ils ont eue, il ne s'agit pas pour autant de la majorité des souvenirs qui émergent au cours de leurs séances. Ainsi, c'est pour éviter d'en limiter la pratique à un seul aspect de l'expérience humaine que nous parlons de respiration consciente ou de respiration transformationnelle, plutôt que de *rebirth*, bien que ce terme soit approprié dans la mesure où il désigne aussi une forme de *kriya* (travail) qui donne à ses adeptes un profond sentiment de renouveau, comme s'ils *renaissaient*. Donc, le mot *rebirth* est juste, mais dans un sens spirituel plutôt que littéral. Cela dit, les souvenirs de la naissance représentent un élément important de la respiration consciente.

Lorsque nous voyons un nouveau-né et que nous trouvons que c'est déjà une petite personne assez bien développée au moment où il traverse le passage intense et difficile des voies génitales de sa mère, on peut raisonnablement penser que des aspects de son expérience primale resteront enfouis dans son inconscient. Le cycle de respiration consciente fait souvent remonter des moments de cette expérience au cours des séances. Purifier l'inconscient de cette matière refoulée est valable dans la mesure où ce qui est enterré constitue une part importante du filtre par lequel nous percevons le monde. Nous avons tous notre façon d'être et de percevoir que nous ne pouvons expliquer, mais qui influence nos comportements, pour le meilleur et pour le pire, et qui touche positivement ou négativement notre santé, notre carrière, nos finances et nos relations humaines. Par exemple, si notre naissance a été très douloureuse, ou si elle n'a été qu'une lutte épuisante, il est alors fort probable que nous soyons venus au monde avec la conviction inconsciente que la vie, en elle-même, est une lutte ou une douleur sans fin.

En se basant sur des milliers d'expériences liées à la naissance pendant les séances de respiration consciente, les *rebirthers* ont résumé les comportements inconscients de base qui se manifestent dans les différents types de naissance, comme la césarienne ou la présentation par le siège. En voici quelques-uns.

Travail court : sentiment de précipitation, de nervosité et d'impatience ; la personne est toujours à la course.

Travail long : sentiment d'être maintenu en retrait dans la vie, de faire constamment face à un mur de résistance.

Naissance prématurée : sentiment d'être petit, insignifiant, vulnérable et immature.

Naissance tardive : sentiment d'être en retard, de faire attendre les autres ; résistance à être ponctuel.

Césarienne : sentiment du *Je suis incapable de le faire moi-même*, ou *Tout ce que je fais est raté* ; difficulté à terminer ce qu'il a commencé.

Incubateur : sentiment d'être seul et différent des autres, peur qu'on le touche.

Présentation transversale : sentiment de ne pas savoir quel chemin prendre, d'être mal conseillé, d'être dans l'erreur, que les choses sont tordues.

Naissance provoquée : sentiment d'impuissance, d'avoir besoin d'être provoqué pour agir ; difficulté à entreprendre des projets.

Présentation par le siège : sentiment de lutte pour se sortir de situations et de relations ; se sent entraîné et forcé par les autres, voit la vie comme une lutte.

Forceps : sentiment du *Je ne peux y parvenir par moi-même* ; peur d'être dominé et manipulé.

Cordon ombilical autour du cou : sentiment d'être étranglé dans ses relations, peur d'étouffer ; se sent suffoquer dans les situations d'intimité.

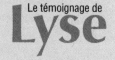

Le témoignage de **Lyse**

Au cours de mes six mois d'entraînement en respiration consciente, à New York, en 1985, j'ai soudainement pris conscience de mon propre traumatisme de naissance. À l'époque, j'avais déjà fait douze entraînements, six privés, six en groupe. De forts sentiments de rejet avaient surgi en moi pendant ces séances, de même qu'une variété d'émotions. Quand les *coachs* ont parlé de l'importance du traumatisme de la naissance, du déroulement de la naissance, des pensées à la naissance, bref, du scénario entier de la naissance, j'ai trouvé qu'ils exagéraient. Jamais, au cours de mes douze premiers entraînements, je n'ai ressenti quoi que ce soit qui ressemble de près ou de loin à un traumatisme de la naissance. J'ai eu des sensations physiques, des douleurs ici et là, des tremblements (l'effet kinesthésique), mais je n'ai eu aucun souvenir, ou image, ou quoi que ce soit, relatif à ma naissance.

À mesure que l'entraînement progressait, j'ai commencé à avoir de douloureux maux de tête. Je logeais seule dans un Holiday Inn d'un quartier délabré de New York, j'étais nerveuse et j'étais aussi tout le temps dérangée parce que ma chambre était située à côté d'une machine à glace autour de laquelle se rassemblaient des gens criards et détestables, qui faisaient la nouba toute la nuit. Je les entendais sans peine, ils frappaient sur la machine à glace. Je me suis mise à avoir peur et à me sentir vulnérable. Je me demandais ce que je faisais là, toute seule dans une ville étrangère, entourée de fêtards agressifs. Vont-ils enfoncer ma porte et m'attaquer? Bref, mes plus grandes terreurs étaient en éveil. Je me suis sentie en danger dans New York, en danger sur la planète, en danger dans mon propre corps, et en même temps je souffrais d'un mal de tête atroce. J'avais des étourdissements, j'étais désorientée comme si j'avais consommé de la drogue ou de l'alcool. Je me souviens m'être demandé, en marchant dans Central Park: «Est-ce que j'ai pris de la drogue? Est-ce que j'ai bu de l'alcool? Non, je n'ai pas été sous l'influence de l'alcool ou de la drogue depuis des années, je n'ai rien pris.» Mais je me sentais si droguée, si désorientée qu'il m'a été difficile de retrouver mon chemin. C'était extrêmement désagréable.

Un jour, au milieu d'un week-end d'entraînement de *rebirth*, un des *coachs*, Peter Kane, fit ce commentaire: «Si vous avez de gros maux de tête, ou si vous vous sentez étourdi, il est possible que vous soyez en train de revivre des moments de votre naissance et il se peut que celle-ci ait nécessité l'utilisation de forceps.» Ces mots m'ont stupéfaite parce que je suis née au moyen de forceps! Pendant qu'il parlait, j'ai ressenti de l'anxiété à l'intérieur de mon plexus solaire, puis de l'angoisse et de la peur; j'étais convaincue que quelque chose d'horrible était sur le point de m'arriver. Mon mal de tête, concentré aux tempes, s'intensifia, et je sentis une grosse pression à la tête. Le *coach* ajouta que beaucoup de gens souffrent de migraines à cause de l'utilisation de forceps à leur naissance. J'ai senti qu'il s'adressait directement à moi, bien qu'il y ait plus de cinquante personnes dans la pièce. Intellectuellement, j'ai trouvé que ses propos étaient tirés par les cheveux, mais je n'avais aucune autre explication à propos de ce que je vivais et qui ne correspondait absolument pas à ce que j'étais. Finalement, j'ai abandonné ma résistance à l'égard du message de Peter et je me suis ouverte à la possibilité qu'il soit vrai.

Durant la séance qui a suivi, je suis devenue handicapée, paralysée et absolument terrifiée. Les *coachs* m'ont demandé:

«Que se passe-t-il?

— À peine capable de parler, je ne peux pas, je ne peux pas, je ne peux pas, répétais-je...

— Vous ne pouvez pas quoi?

— Je ne peux pas bouger... Je me sens paralysée... Je suis bloquée ici... Je suis coincée...

— Cela n'est qu'une pensée, un souvenir que vous revivez... seulement une pensée... et bien sûr que vous pouvez; dans la mesure où ce que vous vivez est lié à votre naissance, vous pouvez! »

Là-dessus ils ont éclaté de rire, ce qui n'a servi qu'à renforcer mon agitation, car j'avais l'impression qu'ils se moquaient de moi. Mais ma paralysie s'est envolée. Elle a disparu avec les mots « Et bien sûr que vous pouvez ». J'ai aussi senti le stress quitter mon corps, et mon mal de tête diminuer.

À la suite de cette expérience, je me suis souvenue que j'avais eu, dans le passé, des maux de tête de cette sorte dans les ascenseurs bondés ou les pièces remplies de gens. Quand j'étais petite, mes parents et moi allions à la campagne et il arrivait que nous soyons immobilisés dans la lourde circulation sur le pont Champlain, à Montréal; j'avais alors des maux de tête intenses, au point de vomir. Cette sensation d'être coincée dans un espace exigu dont je ne peux m'échapper pourrait découler du fait d'avoir été attrapée pour être sortie des voies génitales de ma mère, mais je ne suis pas certaine qu'il y ait un lien direct. J'ai cependant observé que, après cette séance particulière, les endroits clos ou bondés et les bouchons de circulation ne me donnaient plus mal à la tête et ne m'angoissaient plus. Finies les pressions aux tempes, la nausée et la douleur à la tête. J'ai commencé à croire les paroles de mes *coachs*.

La respiration consciente m'a aussi appris que les gens qui sont nés à l'aide des forceps veulent de l'aide, mais en sont en même temps effrayés. Les forceps sont douloureux pour le nouveau-né; par contre, ils lui permettent de rester en vie, étant donné qu'être retenu trop longtemps dans les voies génitales peut provoquer la mort. Ma propre croyance inconsciente que l'aide fait mal m'a aussi posé problème; j'ai toujours pensé que je voulais de l'aide, mais mon inconscient, lui, la repoussait.

Les forceps ont beaucoup été utilisés par commodité et par efficacité plutôt que comme un instrument de dernier recours pour sauver des vies. Dans les années 1950, en plein essor du *baby-boom*, les médecins couraient d'un accouchement à l'autre. Pour accélérer les choses, ils se sont fiés de plus en plus aux forceps, avec ou sans anesthésie. J'ai aussi compris que mon impression inexplicable d'être droguée durant mon week-end à New York était reliée à l'anesthésie de ma mère. Il n'y a pas de doute que les bébés sont affectés par l'anesthésie, et des traces de la drogue demeurent longtemps après dans le système. La pleine vitalité d'un bébé lui est amputée par l'anesthésie, et c'est ce souvenir-là qui est remonté pendant mon entraînement.

Il y a également lieu de noter que les *baby-boomers* sont ceux qui, en grand nombre, ont consommé de la drogue dans les années 1960 et 1970. La mentalité de l'époque pourrait sans doute être illustrée ainsi : «Quand la vie est trop intense, on prend de la drogue et on s'anesthésie. Qu'on éprouve une joie intense ou une peine intense, on s'anesthésie afin de l'atténuer.» Dans ma génération, on a eu tendance à anéantir notre vitalité avec des substances, au lieu de vivre pleinement nos joies et nos peines. Du point de vue de la pratique de la respiration consciente, l'attitude des *baby-boomers* n'est que la répétition du processus de l'accouchement selon lequel la mère et, par la force des choses, le bébé, sont drogués par l'anesthésie, à tel point que le travail de la mère devient difficile et extrêmement douloureux.

Chapitre 2

Les comportements inconscients : ces mauvaises herbes qui empoisonnent nos vies

Les comportements négatifs sont des constructions inconscientes de nature mentale ou émotionnelle ; ils prennent racine au cours d'expériences douloureuses, se nourrissent d'émotions enfouies et sont destinés à nous protéger d'émotions douloureuses à venir. Ce sont des stratégies de survie que l'on utilise de façon mécanique dans certains types de situations que notre esprit considère comme menaçantes. Nous basculons alors dans l'inconscience, pour ainsi dire, et nous réagissons de façon aveugle, prédéterminée. Tant que nous ne serons pas conscients de nos comportements négatifs et que nous ne les éliminerons pas, notre esprit sera condamné à les recycler et à les répéter indéfiniment. Ces comportements sont inintelligents, non intuitifs ; ils sont réactifs et nous réduisent à l'état de quasi-caricatures. Les autres peuvent les voir alors que nous ne le pouvons pas, et plus nous sommes dominés par nos *patterns*, plus nous sommes prévisibles à leurs yeux. Ceux qui connaissent nos comportements négatifs peuvent donc facilement avoir la partie belle pour nous manipuler.

Tout ce qu'ils ont à faire est d'«appuyer sur le bon bouton»… et voilà, ils obtiennent le résultat qu'ils voulaient! En fait, ces mécanismes de défense que notre esprit réactif croit protecteurs de notre personne ne font que nous affaiblir et nous rendre plus vulnérables.

Il va sans dire que plus vite nous prendrons conscience de nos démons et les éliminerons de notre esprit, mieux cela vaudra pour notre bien-être, notre vitalité et notre liberté. Il existe une relation inversement proportionnelle entre les *patterns* et le pouvoir personnel: à mesure que ceux-ci s'atténuent grâce à notre travail sur eux, notre vitalité, notre créativité, notre spontanéité ainsi que notre présence augmentent. En fait, c'est très simple: plus nos *patterns* sont rares et faibles, plus notre pouvoir personnel est grand, et vice-versa. Les *patterns* sont les mauvaises herbes qui empoisonnent nos vies. Les laisser faire leur chemin sans les contrôler ni les examiner serait stupide. Plus on les neutralise tôt dans sa vie, plus vite on atteint son plein potentiel matériel, intellectuel et spirituel. Or, les séances de respiration transformationnelle, en présence d'un *coach* compétent, sont un moyen efficace d'arracher la mauvaise herbe enracinée dans l'inconscient.

Théoriquement, il y a une variété infinie de *patterns* possibles, et autant de variations d'un même comportement. En pratique, néanmoins, il y en a quelques-uns qui dominent, que nous allons identifier et décrire. Nous avons réuni neuf des comportements négatifs des types les plus communs. Bien sûr, si cinq personnes fonctionnent avec le même comportement, le *pattern* du triangle, par exemple, il y aura cinq variations différentes de ce comportement, mais la structure fondamentale et dynamique du *pattern* du triangle restera la même pour tout le groupe. La présentation qui suit des neuf comportements négatifs n'est pas exhaustive; nous verrons comment ils se chevauchent et se mélangent les uns aux autres.

Le *pattern* de désapprobation

La recherche d'approbation et la fuite devant la désapprobation apparaissent, en grande partie, dès l'enfance. Des critiques négatives des parents, dans un climat d'émotion intense, et dirigées contre l'enfant plutôt que contre ses actions répréhensibles, contribuent grandement à la formation d'un *pattern* de désapprobation. De façon générale, le *pattern* de désapprobation se transmet de génération en génération, et le fait d'avoir été exposé à une religion étroite d'esprit, moraliste et apocalyptique y est pour quelque chose. Les parents à qui on disait dans l'enfance qu'ils iraient en enfer s'ils ne se comportaient pas comme il faut, et à qui on rappelait constamment à quel point ils étaient intrinsèquement mauvais, ont grandi avec un *pattern* de désapprobation qu'ils ont transmis à leurs enfants. On ne peut donner que ce que l'on a : si on a appris la désapprobation, on répandra la désapprobation. Le *pattern* de désapprobation est un cercle vicieux : il se poursuit jusqu'à ce que quelqu'un en prenne conscience et fasse l'effort de briser le cycle en éliminant ce mécanisme largement inconscient.

Les enfants ont besoin d'être corrigés quand ils font des bêtises ou qu'ils enfreignent les règlements de la maison. Mais condamner l'enfant au lieu de la faute cause des ravages dans son estime personnelle. La désapprobation rétrograde des parents détruit la confiance de l'enfant en sa propre capacité de prendre des décisions ; elle encourage en lui le doute de soi et le rend dépendant de l'approbation des autres. Elle crée aussi un ressentiment chez lui, car son expression et son pouvoir personnels sont anéantis par ce climat de désapprobation dans lequel il baigne. À l'adolescence, ce ressentiment refoulé peut facilement bouillonner et se muer en une rébellion d'envergure ! Les parents d'un tel adolescent se plaignent alors : « Il ne nous écoute plus ! » Mais cela est faux, il écoute ; toutefois, quand les parents disent « Tourne à gauche », le jeune tourne à droite ; quand ils disent « noir », il dit « blanc ». C'est presque comme si le jeune disait : « Vous me désapprouvez ? Alors, allez vous faire voir. Je vais vous donner encore plus de raisons de me désapprouver. »

Malheureusement, la rébellion adolescente ne peut soulager un besoin maladif d'approbation qui perdure depuis l'enfance. Le *pattern* de désapprobation s'est installé, et y réagir par la révolte ne le fera pas disparaître. Dans les faits, la rébellion suscite encore plus de désapprobation qu'avant et elle renforce la tendance de l'adolescent à s'isoler. Par ailleurs, si celui-ci persiste à vouloir gagner l'approbation de son entourage, c'est-à-dire de ses parents, des enseignants et de ses amis, en étant gentil ou parfait, il perpétue lui aussi le *pattern* tout en le renforçant. Dans les deux cas, rébellion ou soumission, l'adolescent est enfermé dans une dualité restrictive d'approbation et de désapprobation, et ses choix sont déterminés par une perception basée sur les affinités et les antipathies des autres, plutôt que sur sa propre écoute et son jugement autonome.

Tant qu'un adolescent n'est pas habilité à faire des choix personnels authentiques, il traîne ce *pattern* de désapprobation avec lui jusque dans sa vie adulte. En général, cela veut dire qu'il abandonne sa rébellion de jeunesse et qu'il s'installe dans un *statu quo* insatisfaisant mais soi-disant acceptable. S'il se marie et commence à élever des enfants, l'excitation et le défi de la vie familiale devraient lui faire oublier l'ennui de la vie au bureau. Si le choix de sa carrière a été dicté par ses parents plutôt que par ses aspirations personnelles, il se sentira frustré de n'avoir pas pu exercer son potentiel créatif unique dans son propre domaine de prédilection. Les années passent et le mécontentement grandit; l'amertume et le ressentiment qui s'installent joueront un rôle majeur au moment de la crise de la quarantaine, que bien des hommes, et des femmes, connaissent.

L'incapacité à vivre selon ses propres choix cause en notre for intérieur un conflit fondamental. Dans la plupart des cas, cette crise de la quarantaine est de nature spirituelle plutôt que biologique. En fait, elle est biologique en ce sens que le fait de vieillir produit en nous une pression psychologique, et celle-ci s'intensifie à mesure que nous prenons conscience qu'un jour il y aura une fin à notre vie. Mais elle est fondamentalement spirituelle : chacun de nous a l'intime conviction d'avoir une finalité bien plus élevée que celle de notre simple survie ou de la reproduction de l'espèce. Le déni répété de cet aspect transcendantal de notre nature dégénère souvent en rupture, que ce soit concernant notre santé mentale ou notre santé physique, notre mariage, notre carrière ou nos finances, ou quelque combinaison de ces divers éléments. La crise de la quarantaine est une sorte de phase II de la rébellion adolescente, les deux phénomènes étant nourris d'un profond désir de vivre dans l'authenticité. « *To thine own self be true...*[1] », écrit Shakespeare. Il faut du courage et de la conscience de soi pour être vrai avec soi-même. C'est l'absence de ces qualités qui nous fait souffrir de ressentiment et de haine de soi.

Dans son livre *Découvrir un sens à sa vie*[2], l'auteur Viktor Frankl note que la plupart de nos problèmes psychologiques sont liés au fait que nous nous détournons de notre vocation. Il donne l'exemple d'un diplomate de haut rang qui collectionnait les succès mais qui était profondément malheureux. Il avait suivi une psychanalyse traditionnelle pendant des années, et son thérapeute était convaincu que son problème découlait d'une hostilité non résolue envers son père. Après de nombreuses séances infructueuses, ajoutées à des années de spéculations sur les questions parentales, le diplomate abandonna la lutte. Mais la thérapie avec Victor Frankl a prouvé son efficacité et sa rapidité. Frankl décida de travailler avec le diplomate sur ses buts dans la vie. Ce dernier n'aimait pas son métier et était dégoûté par les politiques du pays qu'il représentait. Secrètement, il mourait d'envie de se tourner vers un autre type de travail. Après quelques rencontres avec Frankl, le diplomate s'est rendu compte que la source de son mal n'était pas sa relation avec son père, mais le fait qu'il n'avait pas suivi sa réelle vocation. Frankl l'aida à faire un choix authentique en faveur de ce qu'il désirait vraiment. Armé d'une nouvelle clarté d'esprit et du courage de vivre un changement majeur dans sa vie, le diplomate changea d'orientation : ses souffrances mentales et physiques cessèrent. En étant sincère avec lui-même et en écoutant sa passion, notre diplomate a trouvé la paix de l'esprit.

---

1. Sois sincère avec toi-même. [NDT]
2. Montréal, Les Éditions de l'Homme, 2006, 137 p.

Le *pattern* de désapprobation est envahissant, et il joue souvent un rôle fondamental dans la façon dont nous faisons nos choix majeurs. Ainsi, notre choix de carrière est-il fondé sur une approbation extérieure, ou correspond-il à notre vocation parce qu'il nous intéresse, nous motive et nous passionne réellement ? Un autre exemple : notre choix d'un petit ami ou d'une petite amie est-il d'abord influencé par sa popularité ou sa capacité à se faire accepter par les copains et la famille, ou l'avons-nous choisi en raison de notre amour, de notre respect mutuel, de notre compatibilité et de nos intérêts communs ? La religion et la spiritualité sont plus litigieuses : nos croyances religieuses et nos idées philosophiques ont-elles été dictées par des tiers ? Quand nous avons atteint la maturité, étions-nous libres d'explorer toutes les approches religieuses ou spirituelles ? Pouvions-nous changer d'appartenance si nous le voulions ? Notre philosophie de la vie a-t-elle besoin de la sanction de nos parents, de nos amis et de la société ? Sommes-nous libres de penser par nous-mêmes et de choisir notre propre voie, au nom du principe supérieur du libre arbitre ? Avons-nous abandonné notre liberté et notre droit d'exprimer nos convictions profondes par peur de la désapprobation des autres ?

On n'échappe pas au libre arbitre. Chacun, et personne d'autre, est responsable de ses choix et de ses actions. Après tout, nous seuls en portons ultimement les conséquences. Si, par peur d'être mal jugés, nous choisissons d'adhérer aveuglément aux valeurs et aux croyances de nos parents, ou aux diktats religieux, sociaux et culturels de notre époque, nous sommes également les seuls à être responsables de ce choix.

Le *pattern* de désapprobation consiste à faire des choix en fonction de l'opinion des autres, au lieu de s'exprimer comme s'il n'y avait personne autour pour approuver ou désapprouver. Beaucoup d'entre nous sommes devenus si dépendants psychologiquement de l'approbation des autres que si nous étions dans une situation où personne n'est là pour juger à notre place, nous serions incapables de fonctionner et risquerions la dépression. Le pouvoir personnel est fait de confiance et de courage à l'égard de nos propres choix. Si le mahatma Gandhi avait cherché l'approbation de l'Empire britannique avant de lancer son mouvement de désobéissance civile pour libérer l'Inde du joug colonial, ce pays serait-il une démocratie autonome aujourd'hui ? Bien sûr, Gandhi avait un pouvoir personnel extraordinaire, mais il lui a fallu y travailler. Enfant, il avait une terreur obsessive des fantômes et des spectres, mais il a réussi à surmonter ses peurs en faisant de la méditation. Jeune homme, il se rendit à Londres, et ce, malgré les oppositions, étudier le droit, une décision à laquelle certains des leaders de sa propre communauté religieuse natale ont opposé une résistance acharnée. Plus tard, il fut capable d'utiliser avantageusement ses connaissances en droit britannique dans sa lutte pour libérer l'Inde.

L'immense succès du leader Gandhi était sa capacité d'agir sans l'approbation, et même, malgré la désapprobation violente, non seulement des Britanniques, mais aussi de ses propres associés et de ses concitoyens. Aujourd'hui, tout le monde s'entend pour dire que Gandhi était l'un des plus remarquables leaders du XXe siècle. On peut dire qu'il est, de nos jours, hautement approuvé, mais ça n'a pas été le cas toute sa vie ; il a passé beaucoup d'années dans les prisons britanniques. Comment Gandhi a-t-il pu accomplir tout cela ? Il a tout simplement rompu avec son *pattern* de désapprobation, et il a basé ses choix sur le principe supérieur de son être authentique. En toute circonstance, Gandhi a choisi d'être vrai avec lui-même. Il n'a jamais fait de compromis à l'égard de ce qu'il percevait instinctivement comme étant la bonne voie. Il n'a jamais non plus imposé ses choix aux autres par la coercition ou la menace. Personne n'a été forcé de coopérer avec lui, chacun était libre de partir s'il le souhaitait, comme il avait d'ailleurs invité les Britanniques à le faire. Son pouvoir de persuasion était extraordinaire et son refus d'employer la violence, absolu. Les dirigeants britanniques ont souvent utilisé la force pour anéantir son mouvement. Il n'a cependant jamais répondu avec les mêmes armes ; il a fait face à la violence non pas par la violence, mais par la non-violence, la non-coopération. Il risquait l'emprisonnement, les blessures et même la mort, sans jamais riposter. Et cela a donné des résultats : les Britanniques, moralement exténués, ont fini par faire leurs valises et quitter le pays, tandis que Gandhi et l'Inde triomphaient.

Un test simple : quelques questions...

Posons-nous les questions suivantes :

1. Est-ce que je fais mes choix en fonction de l'approbation des autres ?

2. Est-ce que j'évite de choisir ce que je veux vraiment par peur de la désapprobation des autres ?

3. Si je dois faire un choix important et qu'il n'y a personne autour de moi pour l'approuver, est-ce que je deviens paralysé par l'indécision et le doute ?

4. Ai-je développé une dépendance à l'approbation ? Est-ce que la désapprobation me terrifie ?

Pour répondre honnêtement à ces questions, nous devons examiner nos croyances et nos valeurs, nos choix de carrière, nos choix amoureux, notre style de vie, nos allégeances religieuses et nos opinions politiques, etc. Comment en sommes-nous arrivés à ces choix ? Ont-ils été faits avec l'approbation d'autres personnes ? Est-ce que nous nous y accrochons pour éviter la désapprobation des autres ? Si nous répondons « oui » à ces questions, nous vivons comme des marionnettes dont notre entourage pourrait être en train de tirer les ficelles.

En réalité, cependant, nous tirons nous-mêmes nos propres ficelles. Nous ne pouvons échapper aux lois de la volonté et du libre arbitre. Selon ce principe, nous sommes tous ultimement responsables de chaque choix que nous faisons, et cela inclut le choix de laisser les autres choisir à notre place. Remettre le pouvoir de nos décisions entre les mains de quelqu'un d'autre, c'est choisir librement de renoncer à notre libre arbitre.

Les choix que nous abandonnons aux autres ne sont pas vraiment les nôtres, ils sont *inauthentiques*, tandis que ceux que nous faisons par nous-mêmes nous appartiennent d'emblée et de façon véritable. Les choix inauthentiques découlent d'une stratégie inconsciente qui vise à éliminer la responsabilité de sa propre vie, tandis que les choix authentiques proviennent d'une volonté consciente d'être responsable de sa vie. Dans la réalité, il n'y a pas de victimes. Faire un choix authentique et personnel ne signifie cependant pas de refuser d'écouter les gens autour de soi avant de prendre une décision. Par exemple, j'ai l'intention de me marier ou de vivre avec une personne dont je sais qu'elle a un passé de violence et d'abus de drogues : il me sera sûrement très utile d'écouter les préoccupations de mes parents ou de mes amis les plus proches, et de profiter de leur expérience de vie. Refuser tout apport extérieur est aussi inconscient et réactif que de laisser les autres faire nos choix à notre place. Faire des choix authentiques ne consiste pas à refuser aveuglément tous les conseils des autres au moment de s'engager dans une voie particulière. Choisir, c'est plutôt tenir compte de tous les faits et points de vue pertinents, le cœur et l'esprit ouverts, pour ensuite prendre une décision ferme, sans fausse honte.

La peur de perdre l'approbation des autres est à la base du *pattern* de désapprobation, qui n'est rien d'autre qu'un instinct primitif profondément enraciné dans des besoins de survie ancestraux. Pour nos ancêtres, le fait d'être isolé du reste de la tribu n'était pas qu'un inconvénient, c'était une condamnation à mort. Dès lors, le réflexe de se conformer aux valeurs et aux coutumes de la tribu représentait une force. Même de nos jours, certaines associations exigent de leurs membres une loyauté sans faille au système de règlements et de croyances en vigueur, et ne pas s'y soumettre peut mener à l'ostracisme, à la mutilation et même à la mort. Il n'y a qu'à voir la façon dont on traite les femmes dans de nombreuses communautés du monde pour s'en convaincre.

Même dans nos sociétés démocratiques modernes, la peur de la désapprobation envahit la conscience collective, et le sentiment d'appartenance, recherché parfois à n'importe quel prix, est un instinct primitif dominant. Ainsi, les adolescents qui fument, prennent de la drogue ou adoptent des comportements bien plus dangereux ou autodestructeurs ne le font pas par goût, mais parce qu'ils se croient obligés de le faire pour être acceptés par leurs pairs. Pour la plupart des adolescents, le rejet par les pairs est insoutenable, et la pression psychologique du conformisme prend alors le dessus sur le bon sens et les valeurs personnelles. La peur de la désapprobation domine aussi la majorité des adultes. Il n'y a qu'à observer un groupe d'hommes d'affaires, dans un dîner d'affaires, et voir comment ils sont habillés. S'il y a une différence dans leurs complets, c'est généralement que l'un est gris et que l'autre est bleu, que la cravate est bleue ou rouge. Comment cela s'explique-t-il? Dans les affaires, il y a un code non écrit sur la tenue vestimentaire, et y déroger a un prix.

La peur de perdre l'approbation collective est également responsable de notre crainte de parler franchement et d'exprimer nos sentiments et nos points de vue propres; d'ailleurs, elle fait de la prise de parole en public un vrai cauchemar. Elle rend nos conversations banales, et nos sujets sont limités au temps qu'il fait, aux sports ou aux films. Elle alimente une grande part des racontars dévastateurs auxquels nous sommes nombreux à nous livrer. Les propos dénigrants sur des gens qui ne sont pas là pour se défendre confèrent à ceux qui les disent un sentiment d'appartenance parmi les détracteurs; d'ailleurs, la meilleure façon de se sentir inclus dans un groupe est de se liguer contre tous ceux qui n'en font pas partie. Cette mentalité du *nous* contre *eux* est l'assise sur laquelle se fondent largement le racisme ainsi que d'autres formes de discrimination; elle peut même aboutir à la guerre.

La peur de la désapprobation peut nous amener à nous cacher, au sens propre comme au figuré : beaucoup de gens se cloîtrent chez eux, isolés, craignant de s'aventurer à l'extérieur. Certains se cachent en étant renfermés et secrets; par exemple : dire une chose en pensant le contraire; manipuler et séduire afin d'obtenir quelque chose au lieu de le demander directement; dissimuler nos vrais désirs et sentiments derrière un masque destiné à susciter l'approbation, ou à éviter la désapprobation. La peur de perdre l'approbation collective est un facteur clé dans le comportement «passif-agressif», et elle détruit en nous la possibilité d'avoir des échanges authentiques et enrichissants. Elle nous fait renier nos sentiments véritables, nous fait adopter le masque «souriant à l'extérieur et triste à l'intérieur». Elle peut mener à la détresse et à la maladie mentale, émotionnelle ou physique, et même à l'effondrement complet de la personne.

La peur d'entrer en conflit et le *pattern* de désapprobation vont de pair. Éviter le conflit au prix de notre droit à l'expression et de notre intégrité est une réaction de peur fondée sur une stratégie inconsciente qui remonte à l'instinct primitif de survie. À ne pas confondre avec la recherche de coopération, cette approche créative, sensible et consciente liée à la réussite de nos projets. Souhaiter la coopération est une démarche proactive et ouverte, alors qu'éviter la désapprobation est une réaction de crispation et de repli devant la possibilité d'un engagement avec quelqu'un d'autre.

La première étape en vue de remédier au *pattern* de désapprobation consiste d'abord à en prendre conscience, puis à comprendre à quel point il agit sur notre comportement. Peu à peu, on se rend compte que nos choix fondamentaux dans la vie ont souvent été dictés par notre besoin d'approbation plutôt que par une réflexion profonde, nourrie par la méditation et par l'écoute des intuitions intérieures. Plus nous sommes conscients de l'emprise du *pattern* de désapprobation sur nous, plus il nous est possible de la desserrer et, donc, de prendre des décisions sans se fier à l'« autorité » extérieure des gens qui nous entourent, mais plutôt à l'autorité intérieure de notre « soi » véritable.

Le Soi, c'est-à-dire ce que nous sommes au-delà de l'ego et des conditionnements, c'est la Voix, calme et toujours présente, à laquelle nous devons nous habituer, que nous devons écouter et en fonction de laquelle nous devons agir. Bien sûr, elle est étouffée par nos conditionnements et par l'incessant « papotage » qui occupe nos esprits, comme un diamant recouvert de boue. Mais le Soi est infini et indestructible et, en dépit du bavardage assourdissant et sans fin de notre esprit réactif et conditionné, son influence demeure. À nous de la trouver, de l'écouter, de nous y fier. Le mahatma Gandhi était très attentif à ce qu'il appelait sa petite voix intérieure, qui guidait toutes ses décisions. Par le souffle, la méditation et la connaissance de soi-même, nous aussi pouvons apprendre comment diriger notre attention sur nos impulsions les plus profondes, les plus vraies, celles qui viennent du cœur de notre Être.

Si le *pattern* de désapprobation est à ce point présent dans nos pensées, nos paroles et nos actes, c'est parce que la peur de perdre l'approbation collective est en lien direct avec le besoin le plus primitif que nous ayons : le besoin de survivre. La survie du corps nécessite l'appui de la communauté dans laquelle on vit. Il est absolument impossible pour le corps de survivre s'il est complètement isolé, surtout dans nos sociétés modernes. Nous ne sommes plus des chasseurs-cueilleurs, et peu d'entre nous pourrions survivre dans le désert plus de quelques jours. Nous venons au monde entièrement dépendants de nos mères ou de nos nourrices, et si nous sommes abandonnés, c'est la mort en quelques heures. Dans l'esprit de la personne réactive, il n'y a qu'un pas entre l'abandon et la désapprobation, et être abandonné est une menace directe à la survie du corps.

L'esprit, dans son ignorance, assimile alors le soi au corps et confond la mort ou les blessures du corps avec la mort ou les blessures du Soi. De là l'origine de la terreur liée à la mort : si mon corps meurt, je meurs. Tant que nous n'aurons pas compris qu'il existe un aspect transcendantal du soi, le Soi, qui n'est ni prisonnier des limites du corps ni susceptible d'emprunter les passages éphémères de la naissance et de la mort, nous nous sentirons entravés par la poigne féroce et vicieuse de la peur de la mort. Tant que nous ne serons pas intimement convaincus de qui nous sommes, au-delà de notre corps, de notre image physique, des circonstances de notre vie, il sera bien difficile, voire impossible, de se débarrasser du *pattern* de désapprobation.

Quand le corps est confronté à une menace réelle, il réagit automatiquement par l'attaque ou la fuite. Cette réaction est une protection innée de l'organisme et des alliés du corps, qui aide l'individu à survivre dans des situations dangereuses. Mais elle peut cependant être problématique quand notre perception, responsable des signaux qui déclenchent la réponse, juge que nous sommes en danger alors qu'il n'en est rien. Une illustration bien connue de ce phénomène nous vient de la philosophie indienne : un homme marche le long d'un chemin au crépuscule ; soudain, il rencontre un cobra enroulé sur lui-même et prêt à mordre. Saisi de panique, l'homme recule d'un bond pour se mettre à l'abri des crochets meurtriers du serpent. Puis, retrouvant un peu son sang-froid, il se risque à examiner cette forme lovée dans la lumière faible et se rend compte que le serpent n'était en fait qu'un bout de corde abandonné sur la route par un passant. Une fois les battements de son cœur et sa respiration revenus à la normale et ses tremblements calmés, il se remet en route, insouciant. Dans cette histoire, l'erreur de perception de l'homme aurait pu lui causer une crise cardiaque.

La perception est une interprétation des données transmises par les sens. Mais notre interprétation du sens de ces données est fondée sur notre expérience passée qui fait que, par exemple, quand nous reconnaissons un arbre comme étant un arbre, c'est parce que nous avons une longue expérience des arbres. À tel point que quand nous voyons une branche, nous savons automatiquement qu'elle appartient à un arbre. Notre monde nous est familier en raison de notre expérience passée, mais la façon dont nous voyons le monde est déterminée par ces mêmes expériences.

Ainsi, pour certains, le monde est avant tout amical et plein de bonheur, alors que pour d'autres il est hostile et dangereux. La différence entre ces deux attitudes est le filtre créé par les expériences passées, à travers lequel les données captées par les sens sont reçues et interprétées. Ce filtre, aussi appelé conditionnement, traite l'information reçue, ajoutant une dimension non factuelle à celle, basée sur les faits, que livrent les sens. La dimension non factuelle est une projection de l'esprit sur la situation en cours. Reprenons l'exemple du serpent et de la corde : l'homme a une peur intense des serpents, ce qui l'amène à projeter une image d'un serpent sur un obscur tas de matériaux gisant sur la route à la tombée de la nuit. Cette corde aurait pu être n'importe quoi, mais l'homme y voit un serpent et il réagit vivement avant de se rendre compte de sa méprise. Il s'agit là de projection : dans l'esprit, l'expérience passée se superpose aux données du présent, et cela crée une fausse perception, une illusion qui peut dégénérer en des gestes malvenus ou inadéquats.

C'est un phénomène qu'on observe constamment chez les êtres humains, et quand certaines fausses perceptions, suivies du comportement qui en découle, se répètent encore et encore, on parle de *pattern*. Le *pattern* de désapprobation, qui se nourrit de la peur de perdre l'approbation collective, repose sur une menace à la survie du corps qui n'est qu'apparente. Et pour reprendre notre analogie, l'adolescent qui fume ou qui se drogue par peur d'entrer en conflit voit un serpent là où il n'y a qu'un morceau de corde. Le danger qu'il perçoit à cesser la cigarette et la drogue n'existe pas, et il survivra malgré la désapprobation de ses amis. Il est probable que, après l'avoir malmené dans un premier temps, ses amis accepteront sa décision de rester sobre ; ils auront du respect pour son intégrité et reconnaîtront son esprit de leadership. D'autres amis, dont les valeurs et les intérêts lui conviendront davantage, commenceront peut-être à l'entourer. Peu importe le résultat, sa survie physique n'est pas en jeu. Les adolescents qui consomment des substances, quelles qu'elles soient, afin d'être acceptés par leurs pairs, tombent directement dans le piège du *pattern* de désapprobation, et ils en paient souvent un gros prix, physiquement, mentalement et affectivement.

Le témoignage de Lyse

Dans le cadre de mon entraînement en respiration consciente, une séance a eu lieu dans l'eau, et j'y ai vécu une expérience remarquable en rapport avec une partie de mon traumatisme de naissance. À un moment, j'ai ressenti quelque chose d'agréable, de presque océanique, comme si je flottais dans un bain chaud. J'ai eu l'impression que mon corps se dilatait, qu'il devenait de plus en plus léger, de plus en plus divin, et c'était presque comme si je dérivais à l'extérieur de lui. Ma partenaire me criait que c'était le temps de sortir, *maintenant !*, mais je ne voulais pas sortir. Je me souviens m'être dit : « Je ne veux pas m'arrêter, je me sens trop bien. » Quand ma partenaire m'a secouée pour que je sorte de l'eau, je me suis soudain sentie totalement submergée par le chagrin et je me suis mise à sangloter. Elle me demanda :

« Que se passe-t-il ?

— Je ne veux pas sortir.

— Et pourquoi pas ?

— Je suis décevante, ai-je répondu, je suis une erreur, je suis décevante. »

Alors que je répétais mes dernières paroles, elle reprit : « Que veux-tu dire ? » Du plus profond de moi-même, j'ai lancé : « Mon père veut un garçon et j'attends qu'il s'en aille pour sortir. » Mes sensations océaniques et de béatitude avaient cédé la place à un mélange de mal de tête, de peur, de vertiges, de nausées, et d'une déception profonde et intense. Avec un *coach*, ma partenaire m'aida à comprendre qu'une de mes croyances les plus enracinées avait fait surface, avec son cortège d'émotions fortes et de sensations physiques. En fait, je n'ai rien visualisé pendant que je respirais. Tout ce que je vivais, c'était : « Je suis décevante, une erreur. » Mais lorsque le *coach* a dit qu'il s'agissait d'une croyance liée au traumatisme de ma naissance, j'ai ressenti en moi un vif élan de l'instinct qui m'a confirmé qu'il avait raison.

Plus tard, j'ai voulu parler à ma mère de cette aventure afin qu'elle y apporte des confirmations. Elle a traité mes propos avec légèreté, comme si elle voulait minimiser – involontairement, je n'en doute pas – ce par quoi j'étais passée. « Qu'est-ce que tu racontes ? », m'a-t-elle dit. Mais quand je l'ai questionnée sur mon père, elle a expliqué : « C'est vrai, ton père a quitté la salle d'accouchement parce que tu n'arrivais pas et il est retourné à son travail. Tu es née juste après son départ. » Elle a ajouté : « Oui, je pense qu'il espérait vraiment que son premier-né soit un garçon. »

Ma mère m'a toujours dit qu'il était plus facile d'être un homme qu'une femme. Cette perception, très répandue dans le Québec de l'époque, découle de la mentalité prédominante chez les agriculteurs québécois, pour qui le fait d'avoir des fils constituait un net avantage pour le bon fonctionnement de la ferme. Ce genre de croyance collective, transmise de génération en génération, selon laquelle les hommes sont en quelque sorte supérieurs et utiles, existe depuis des siècles, et il constitue mon patrimoine culturel même si celui-ci désavantage la femme. Ce que j'ai vécu m'a fait comprendre que je suis née avec le sentiment que mon père ne me voulait pas, qu'il n'approuvait pas ma venue, et cela a servi de base à un solide *pattern* de désapprobation que j'ai travaillé à éliminer. Même aujourd'hui, des années plus tard, il resurgit, mais j'ai maintenant l'avantage de le voir tel qu'il est et de ne pas tomber dans le panneau.

Petite fille, mon *pattern* de désapprobation a commencé à se manifester avec mon père, mais il s'est rapidement étendu à presque tout le monde autour de moi. Pendant mon entraînement de *rebirth*, je me souviens que j'étais souvent triste et agitée à cause des remarques négatives qu'on m'avait faites au sujet de mon engagement dans ce programme. Ma mère m'avait demandé, d'un ton réprobateur : « Pourquoi vas-tu à New York ? » Mes amis, avec qui j'avais pratiqué la méditation zen, m'avaient dit : « Tu n'as pas besoin d'aller si loin pour trouver qui tu es, c'est à l'intérieur de toi » ; même mon conjoint n'était pas d'accord et il me pensait folle d'aller dépenser temps et argent à New York pour participer à des ateliers. Je me sentais seule au monde, sans personne pour m'appuyer. J'aurais aimé que les gens me disent : « Oh ! mon Dieu ! comme tu es courageuse ! Aller à New York pour étudier ! » J'ai fait un emprunt à la banque pour payer mon entraînement, j'étais avec des Américains et des étrangers alors que je comprenais à peine l'anglais et que je le parlais encore moins. Je sentais que je prenais un gros risque pour un but louable, et au lieu de le reconnaître et de m'encourager, mon entourage ne faisait que me réprouver.

Au cours de la séance dans l'eau, mon *coach* me répétait que plus je m'acceptais, plus les autres allaient m'accepter. Elle me donnait une affirmation. À ce moment, j'ignorais tout des affirmations et je m'entêtais à lui dire : « Non ! Tu ne comprends pas, personne ne m'accepte ! » En réalité, elle faisait littéralement en sorte que je respire dans une nouvelle forme de pensée, comme un implant dans mon inconscient ; pour ce faire, elle plantait une idée diamétralement opposée à mon *pattern* de désapprobation. D'une certaine façon, c'était amusant : chaque fois qu'elle répétait son affirmation, je répliquais : « Non, tu n'y es pas ! Je te dis que personne n'approuve ma présence ici. » Je me souviens que c'était un réel problème. Je me suis sentie très seule et incomprise.

Au début de l'entraînement, nous avons travaillé à découvrir la croyance la plus fondamentale, inconsciente et négative que nous entretenons sur nous-mêmes : la loi personnelle. Quand les *coachs* m'ont dit que l'origine de ma croyance négative sur moi-même était « Je suis rejetée en tant que femme », j'ai réfléchi : « C'est tellement ridicule de dire une chose pareille à une belle femme. » J'étais totalement fermée à cette idée et je ne voulais même pas envisager que cela pourrait être vrai dans mon cas. C'est à ce moment que le *coach*, Peter Kane, m'a donné une affirmation à travailler afin de m'attaquer à cette idée si négative de moi-même.

Cette affirmation allait comme ceci : « Depuis que je suis ici, je suis censée être ici, donc je choisis d'être ici ; je suis parfaitement estimable et je peux avoir tout ce que je veux. » C'était la première affirmation que je recevais de l'entraînement, et il m'a fallu environ six mois pour être suffisamment branchée sur mon corps et être capable d'accepter que ce « Je suis rejetée en tant que femme » était ma loi personnelle. Je me sentais bel et bien comme une femme rejetée ; le fait que j'avais eu, et de loin, la plus longue affirmation de tous les participants, ne faisait que confirmer, semble-t-il, ma croyance que quelque chose n'allait pas chez moi. Il m'a fallu y travailler pendant un mois avant de pouvoir y trouver un sens. Jusqu'à ce moment, je pensais que je ne progressais pas et je me sentais, la plupart du temps, déconnectée de mon corps. C'est plus tard que j'ai compris que ma croyance inconsciente d'être une femme rejetée était un facteur majeur derrière mon *pattern* de désapprobation. Croyance et *pattern* vont de pair comme les deux doigts de la main.

Un des corollaires de la peur de perdre l'approbation collective est le ressentiment envers ceux dont on recherche l'approbation. Étant donné que l'esprit assimile la désapprobation à une menace à la survie, l'esprit ne choisit pas d'emblée la course à l'harmonie ; il se sent plutôt obligé de rechercher l'approbation et de s'y accrocher, mais cette compulsion générera toujours le ressentiment. Ne voyant pas que la source de sa compulsion à chercher l'harmonie est en lui-même, l'esprit présume dans son ignorance que la source de la compulsion est l'autre, ou les autres, chez qui il cherche l'harmonie. Il s'agit d'un cas patent de projection : la cause d'un problème est attribuée à autre chose que sa vraie source, notre propre esprit.

Le ressentiment qui en découle peut facilement se traduire en conflit avec toute forme d'autorité, qu'elle soit parentale, éducationnelle, institutionnelle, judiciaire, politique, etc. « Personne ne me domine ! » pourrait être le *credo* de cette disposition d'esprit qui est cependant tenue secrète, et vécue passivement, dans le but d'éviter toute confrontation directe. C'est essentiellement la peur de la désapprobation, plutôt que l'aversion pour la domination, qui est à la source de l'antipathie envers toutes les formes d'autorité. Cette peur étant davantage fondamentale, elle empêche le ressentiment qui l'accompagne de lancer des attaques directes. Le ressentiment se manifeste donc en un comportement de type passif-agressif, qui est une stratégie simultanée d'attaque et de dissimulation : l'attaquant évite la désapprobation tout en exerçant sa revanche sur ceux dont il cherche l'approbation. Nous reviendrons plus longuement sur ce comportement au moment d'aborder le *pattern* de vengeance.

La question du problème avec l'autorité, un autre corollaire du *pattern* de désapprobation, entraîne beaucoup de dépressions, tant sur les plans personnel et institutionnel que pour la société entière. Le principe de base est celui-ci : « Je suis une victime d'abus de la part de ceux qui possèdent pouvoir et autorité. » C'est un filtre mental par lequel toute autorité est perçue comme aveugle. L'autorité n'a rien de mauvais en soi, c'est la façon dont on en use, ou abuse, qui pose problème. Rejeter aveuglément toute forme d'autorité est frustrant et destructeur, et ce n'est pas plus sensé que d'ignorer la loi de la gravité.

Nous sommes tous soumis à la gravité, mais nous plaignons-nous du fait qu'elle nous domine ? La gravité *est*, c'est tout. Elle garde nos pieds sur terre, littéralement, et elle nous restreint et nous protège à la fois. Si nous la défions, nous nous faisons mal. D'ailleurs, les règlements qui régissent les institutions comme les écoles, les villes, les forces policières, les gouvernements, par exemple, ont la même fonction. Ils ne sont pas nos ennemis, ils *sont*, tout simplement, et ils remplissent leur mission. Si quelqu'un en position de pouvoir est reconnu incompétent, ou s'il commet des abus, il faut bien sûr prendre des mesures correctives, mais il ne s'agit pas là d'un rejet des autorités.

Il existe un revers au *pattern* de désapprobation, dont nous devons être conscients. Bien que ce *pattern* se manifeste habituellement par l'évitement de toute situation qui serait une menace à l'harmonie, il y a des gens qui recherchent réellement la désapprobation. Cela semble étrange, à moins d'en comprendre les motivations sous-jacentes. Les parents qui sont trop occupés ou trop absents pour parler et jouer avec leurs enfants voient souvent ceux-ci se conduire mal et causer des difficultés. Pourquoi ? Parce que les enfants apprennent très tôt que causer des difficultés leur assure l'attention, même négative, dont ils ont désespérément besoin. En d'autres mots, n'importe quelle forme d'attention vaut mieux que pas d'attention du tout. « Mes parents crient après moi, ils me battent, mais au moins j'existe ; s'ils m'ignorent totalement, je ne suis rien... je disparais. » Le mécanisme inconscient décrit ici se retrouve également dans beaucoup de relations abusives adultes. Par exemple, un conjoint violenté provoque fortement la désapprobation de l'autre dans le but d'obtenir son attention, laquelle se traduit par la violence, verbale ou physique.

Voilà un *pattern* qui se perpétue depuis l'enfance : « Si je ne peux pas obtenir des regards positifs, laissez-moi alors obtenir des regards négatifs, puisque n'importe quel regard vaut mieux que pas de regard du tout. » C'est une stratégie si bien enracinée depuis l'enfance que la victime de violence n'est pas en mesure de voir son propre rôle quand elle provoque la violence de son conjoint, et au contraire, elle se perçoit entièrement comme la victime. C'est à la fois intéressant et triste d'observer la personne violentée revenir, encore et encore, à l'auteur des mauvais traitements pour recevoir un autre châtiment. Il y a une logique étrange dans ce *pattern* selon laquelle « l'attention, c'est de l'amour » ; la violence est une forme d'attention ; donc, la violence, c'est de l'amour. Cet aspect particulier du *pattern* de désapprobation est très problématique et requiert un gros travail de clarification. Les gens qu'on voit rechercher la désapprobation dans le but d'être remarqués se sentent bons à rien, sans valeur, et leur estime personnelle est au plus bas. Seul le temps ainsi que des efforts patients et soutenus pourront leur rendre l'estime personnelle et le sentiment naturel d'être dignes d'être aimés et respectés pour ce qu'ils sont.

Le *pattern* de culpabilité

Le *pattern* de culpabilité est une forme de haine de soi appuyée sur la croyance inconsciente et profondément ancrée que « J'ai fait quelque chose de fondamentalement mal ». Cette culpabilité provient d'un sentiment subjectif d'être isolé, coupé du grand tout, de l'Univers, de la nature, de Dieu, de l'humanité, ou encore de soi-même. Le *pattern* de culpabilité occasionne de la souffrance et donne l'impression qu'on est puni pour avoir fait du tort au Créateur ou à Sa création. Un sentiment larvé de terreur et d'angoisse nous envahit. La culpabilité perpétue le doute de soi-même et la méfiance envers nos propres motivations. De plus, il va très bien avec le *pattern* de désapprobation, car ces constructions mentales négatives se renforcent l'une l'autre.

Le *pattern* de culpabilité se manifeste généralement à la naissance ou dans la petite enfance. Si, par exemple, notre accouchement a été très difficile ou douloureux pour notre mère, notre inconscient pourrait en avoir tiré cette conclusion: «Je fais mal aux autres» ou «Je suis nuisible». Dans le cas où nos parents ne voulaient pas d'enfant et qu'ils étaient contrariés par la grossesse, alors la programmation inconsciente serait peut-être: «Je n'ai pas le droit d'être ici.» Si nos parents voulaient un garçon et qu'ils ont été vivement déçus d'avoir une fille (ou vice-versa), la déduction pourrait être «Je suis un désastre» ou «Je suis une calamité». Enfin, si nos parents se sont quittés quand nous étions en bas âge ou tôt dans l'enfance, peut-être nous sentirons-nous responsables de leur séparation, et de là, nous pourrons croire que «Je détruis la vie de ceux que j'aime».

Il est également possible que le *pattern* de culpabilité provienne de vies antérieures; cependant, cela est difficile à prouver. Mais peu importe son origine, de cette vie ou d'autres vies, le *pattern* de culpabilité est très ancien et remonte même à la Bible et à Adam et Ève chassés du jardin d'Éden. Il est aussi présent, sous une forme ou sous une autre, dans les plus vieux mythes et histoires de la plupart des sociétés et des cultures.

Nier notre sentiment de culpabilité sous-jacent n'est pas une bonne chose, car nous aurons tendance à le projeter sur les autres. Dans ce cas, le *pattern* de culpabilité prend la forme d'une question: «Qui blâmer quand les choses vont mal ou s'effondrent carrément?» La culpabilité se projette aisément non seulement sur les personnes, mais aussi sur des communautés entières. Blâmer le bouc émissaire du bureau parce que le travail ne fonctionne pas est un exemple de transfert individuel, tandis qu'un génocide est une projection de notre culpabilité personnelle qui s'ajoute à la culpabilité personnelle d'autres personnes, sur un *eux* collectif défini par la race, la couleur, le *credo*, etc.

La culpabilité s'exprime toujours par le jugement. Nous nous jugeons négativement nous-mêmes, et nous jugeons les autres aussi, pour des gestes réels ou imaginaires qui ont été commis ou pas. La culpabilité est souvent moralisatrice, avec ses notions de bien et de mal héritées du conditionnement religieux. Ses jugements provoquent des réactions qui, comme un caillou lancé dans l'eau, produisent des ondulations qui s'étendent en surface.

Les conséquences de la projection de notre culpabilité personnelle sur les autres peuvent être désastreuses. Une bombe larguée sur un village détruit une famille, tout en déclenchant – ou en perpétuant – un cycle de violence. S'ensuit une ronde de représailles... de plus en plus d'innocents sont touchés... de plus en plus de jugements... de plus en plus de vengeance... des manœuvres de plus en plus meurtrières. C'est ainsi que l'escalade des attaques et des contre-attaques se nourrit d'elle-même, dans un mouvement qui n'a pas de fin. Si le Diable existe, alors le *pattern* de culpabilité est son œuvre, car il est bien plus dangereux que toutes les technologies que nous pouvons inventer. Le *pattern* de culpabilité est la pathologie sous-jacente qui perpétue la longue histoire des atrocités humaines.

La culpabilité est un cancer mental et affectif de la psyché. Elle se manifeste dans la vie ordinaire, par exemple par le malaise que nous avons quand nous traversons les douanes à la frontière. On a beau ne rien avoir à déclarer, quand l'agent des douanes nous scrute le visage pendant qu'il pose ses questions, on se sent fautif. Les exemples sont innombrables : le patron nous demande à son bureau, et avant qu'il ait dit un mot, on est déjà convaincu d'avoir fait quelque chose de mal ; un ami ou un membre de la famille se suicide et nous nous sentons d'une certaine façon responsables de sa mort ; et ainsi de suite. Toutes ces réactions banales prennent leur source dans le *pattern* de culpabilité.

La culpabilité est aussi une arme qui sert à manipuler les autres : « Si je suis capable de culpabiliser mon conjoint, mes parents ou mes enfants, je pourrai les contrôler et obtenir tout ce que je veux. » C'est une stratégie généralement inconsciente, mais elle a été utilisée consciemment par des dirigeants politiques, religieux et autres, dans le but de manipuler les masses et de leur faire accepter ce qu'elles n'accepteraient pas normalement. On peut jouer sur la culpabilité pour obtenir de l'argent, des relations sexuelles, une promotion, bref, à peu près tout sauf du bonheur et la paix intérieure. La culpabilité est un outil puissant de manipulation, mais elle a un prix : c'est une faiblesse, et la personne chez qui on exploite la faiblesse pour un profit personnel en vient rapidement à réagir, possiblement à vous haïr. Si on frappe un homme en position de faiblesse, tôt ou tard il se relèvera et vous frappera à son tour. Appuyer sur le bouton « coupable » des gens est cruel : cela les maintient (et nous aussi) enfermés dans un *pattern* autodestructeur.

Afin de se sortir de ce *pattern*, il faut guérir notre culpabilité personnelle primale. Quand nous redécouvrons notre propre innocence, nous nous mettons à voir l'innocence fondamentale des autres. Nous comprenons que nos fautes sont dues à l'ignorance, à la peur et à la douleur, et non pas à une soi-disant force diabolique à l'intérieur ; à mesure que notre perception de nous-mêmes se transforme, notre perception des autres se modifie. Le recours au jugement cède naturellement la place à l'acceptation, et le désir de revanche devient celui du pardon. Le *pattern* de culpabilité repose sur une illusion, une croyance erronée qu'il y a quelque chose d'intrinsèquement mauvais en nous. Il s'agit là d'une forme de pensée qui se terre profondément dans notre psyché et qui, comme toutes les formes de pensée, est une création mentale superposée au Soi pur, comme un film projeté sur un écran. Tout comme cet écran n'est nullement affecté par les images qui défilent sur sa surface, notre Soi n'est en aucune façon terni par nos perceptions négatives de nous-mêmes. Ce que nous sommes restera toujours pur malgré les efforts de notre esprit ignorant à nous prouver le contraire.

Le premier pas vers la guérison du *pattern* de culpabilité est de cesser d'y croire. Commençons par être attentifs à nos pensées et notons combien de fois la culpabilité s'y manifeste chaque jour. Posons-nous des questions : « D'où viennent ces idées ? », « À qui sont-elles destinées ? ». En faisant une recherche honnête, on découvrira que ces pensées proviennent d'une croyance inconsciente en notre culpabilité. Mais si nous les reconnaissons comme vraies et valables, nous ne ferons que renforcer la croyance cachée en notre culpabilité. Si, au contraire, nous les rejetons et les considérons comme de pures créations mentales, nous cesserons de nourrir le *pattern* de culpabilité qui, ainsi, s'affaiblira. Pour guérir quelque *pattern* ou dépendance que ce soit, il faut d'abord en devenir conscient. Les *patterns* et les dépendances s'épanouissent dans l'inconscient.

La respiration est une puissante alliée qui nous aide à reconnaître et à vaincre notre *pattern* de culpabilité et, en cette matière, le soutien d'un *coach* spécialisé est grandement utile. Un guide de la respiration vous pose quelques questions simples durant votre séance de respiration consciente, en fonction de ce qu'il a observé ou de son intuition. « Que ressentez-vous dans votre corps à l'instant même ? », « Où se situe cette sensation ? », « Quelle est l'émotion qui s'y rattache ? » et « Quelle est la pensée ? » : voilà quelques questions qui nous ouvrent grand les portes. Avec l'aide du *coach* pour nous concentrer sur les aspects qui dominent la séance en cours, nous pouvons faire des découvertes révélatrices. Prenons l'exemple d'une femme dont les parents ont divorcé quand elle était petite ; l'immense peine qu'elle a gardée en elle jusqu'à l'âge adulte risque de resurgir pendant la séance de respiration consciente. Elle pourrait aussi prendre conscience du fait que, enfant, elle a inconsciemment décidé qu'elle était coupable et responsable, d'une façon ou d'une autre, de la séparation de ses parents.

Le cycle de respiration consciente nous aide à faire sortir cette accumulation de charge émotive qui accompagne le *pattern* de culpabilité. Il s'agit là d'un point essentiel, car le seul fait d'être conscient d'avoir un *pattern* ou une dépendance, bien que nécessaire, ne suffit pas à régler le problème. La suppression des émotions donne du poids ou de la masse aux croyances inconscientes. La respiration, quant à elle, réduit cette masse émotive, ce qui rend plus facile la transformation de la pensée qui lui est sous-jacente.

C'est pourquoi une combinaison synergique de respiration, d'affirmations et d'exercices écrits est un moyen très efficace de guérir les *patterns*.

Il y a une distinction à faire entre la culpabilité comme *pattern* inconscient basé sur des prémisses fausses, arbitraires et invalides, et le *remords*, qui est une réponse naturelle et consciente à une situation où l'on croit avoir fait du mal à quelqu'un. Le remords est une mesure de la conscience de soi, et il découle de l'intuition que la vie est un tout; c'est le réel fondement de la non-violence. Quand, par ignorance ou égoïsme aveugle, nous brisons cette unité avec nos paroles ou nos gestes, l'intégrité la plus profonde de notre Soi se manifeste en nous rendant conscients du mal que nous avons fait. Le remords naît de l'amour, et c'est d'ailleurs ce qui nous permet de corriger nos fautes ou de demander pardon à ceux qu'on a blessés. Le remords nous garde en piste sur le chemin de notre évolution. Sans le remords, nos gestes égocentriques nous entraîneraient dans une spirale descendante. L'incapacité à ressentir le remords produit les pires comportements qui soient.

À un niveau de pensée conscient, nous essayons toujours de défendre la rectitude de nos comportements. Notre esprit est programmé pour rationaliser la correction de nos actions, et cela nous permet de maintenir un peu d'ordre dans l'encombrement et la confusion de nos vies. Seul un esprit mature et évolué est capable d'attirer l'attention sur sa propre personne et d'avoir l'honnêteté d'admettre ce qu'on y voit, sans fausse honte, justification ou dilution. Tant que nous ne saurons pas nous consacrer à une honnêteté sans compromis, nous resterons enfermés dans une compulsion vertueuse qui nous permettra de nous sentir justifiés, malgré l'évidence du contraire. Si nous sommes conditionnés de cette façon, au moindre problème, conflit ou rupture qui surviendra, nous rejetterons toujours le blâme sur quelqu'un ou quelque chose d'autre, pendant que nous nous réserverons le statut de victime.

La culpabilité personnelle est à la source de l'autosabotage et de l'autodestruction. La croyance inconsciente selon laquelle «les punitions, c'est pour moi», qu'elles viennent de Dieu, de l'Univers ou du destin, devient une prédiction qui se réalise. Le sage taoïste Lao-tseu a écrit: «Généralement, les gens flanchent quand ils sont sur le point de réussir. Il faut donc mettre autant d'efforts à la fin que dans les débuts; ainsi, il n'y aura pas d'échec.» Combien d'entre nous travaillons fort sur un objectif ou un projet seulement pour pouvoir le saboter aussitôt que la réalisation en est presque atteinte?

Souvent, quelque chose d'apparemment extérieur à nous semble être la cause de l'échec, mais rappelons-nous que tout ce qui arrive dans nos vies, que ce soit à l'extérieur ou à l'intérieur, nous renvoie un reflet de nous-mêmes. Entretenir des pensées négatives, consciemment ou pas, nous attire aussi des expériences négatives. Si nous sommes conditionnés à croire: «Je ne mérite pas le succès», comment pourrions-nous avoir du succès? Peu importent la régularité et l'habileté avec lesquelles nous travaillons à une fin quelconque, quelque chose quelque part viendra compromettre le succès de notre entreprise. De plus, le *pattern* de culpabilité se manifeste souvent par des comportements ouvertement autodestructeurs, par exemple l'abus de substances, le mensonge, la tricherie, etc., qui torpillent et détruisent nos projets.

La culpabilité bloque notre aisance dans toutes les sphères de notre vie. Une pensée sous-jacente comme: «Je ne mérite pas d'amour, ni d'argent, ni de plaisir, ni de reconnaissance, ni de succès, etc.» est le corollaire de la vue de l'esprit du *pattern* de culpabilité: «J'ai fait quelque chose de mal.» Autrement dit, «Je suis fondamentalement coupable, donc je ne mérite pas ce qui est bon ou désirable». Puisque l'esprit conscient, qui ne peut se passer d'autojustification, est incapable d'accepter l'idée que «Je ne mérite pas... parce que je suis coupable», il se projette faussement en victime du destin, des circonstances, de la malchance ou de la méchanceté des gens. Voici donc la victime, «Pauvre moi», qui se tapit au fond de nous. L'esprit est accoutumé au «Pauvre moi», car il maintient notre attention à l'extérieur de nous-mêmes et nous permet d'éviter notre responsabilité quant à ce que nous faisons, ou ne faisons pas, dans la vie.

Il est plus facile et, à première vue, plus sécurisant de nous attarder aux fautes des autres que d'assumer notre responsabilité dans nos échecs. Notre ego se rebelle devant le fait que nous sommes la source de nos souffrances. En effet, il est beaucoup plus simple de désigner des boucs émissaires, par exemple les parents, les enseignants, le conjoint, les clients, les employeurs, plutôt que de vivre avec la conscience, pas agréable du tout, que nous sommes notre propre pire ennemi. Tout comme le premier pas dans la guérison de l'alcoolisme est d'admettre que nous avons un problème avec l'alcool, reconnaître que nous sommes la cause de nos propres échecs constitue le début de notre transformation. Assumer la responsabilité de tout ce qui se présente à notre existence, de toutes nos actions, pensées et émotions, en toutes circonstances, quelles qu'elles soient, voilà le début de la fin du *pattern* de culpabilité, et de toute la souffrance qu'il traîne avec lui.

Le *pattern* de vengeance

Dans la vie, il y a des situations où l'oppression est bien réelle ; prenons l'exemple d'un tyran brutal qui prend le contrôle d'une nation, ou une ethnie victorieuse qui impose sa volonté collective au peuple vaincu. La loi de l'équilibre dans l'Univers étant à l'œuvre, le tyran finira par être renversé, ou alors les conquis s'imposeront à nouveau et travailleront à dresser un plan pour une nouvelle autonomie. Selon la loi de l'équilibre, le reflux est suivi du flux, le flux est suivi du reflux, et aucune injustice ne reste impunie. Tôt ou tard, chacun reçoit ce qu'il a donné, dans la même proportion.

L'esprit humain se rebelle instinctivement contre toute forme d'oppression ou de répression. Notre esprit recherche son état naturel de liberté, et quand il sent que ce n'est pas possible, le ressentiment apparaît et s'accumule comme la vapeur dans une cocotte-minute. À un certain moment, si la pression n'est pas relâchée, il faudra payer tribut : notre santé physique ou mentale se détériore ; nos relations avec les autres dégénèrent en conflits et en aliénation; notre entreprise ne fonctionne pas et on envisage la faillite; nous partons faire la guerre, etc.

Quand nous parlons du *pattern* de vengeance, l'oppression dont il est question n'est pas celle, extérieure, d'un dictateur qui domine un peuple, mais plutôt une condition intérieure gravée dans notre psyché à un niveau inconscient. Dans ce cas, l'oppresseur est un dictateur à l'intérieur de nous, et la répression est décrétée par nous-mêmes. La culpabilité et la peur de la désapprobation sont véritablement une mafia de l'esprit qui nous opprime, nous tient en otage et bafoue notre besoin de nous exprimer. Le ressentiment qui grandit dans cette prison auto-infligée finira par exploser et se transformer en émeute, à moins que nous n'acceptions de prendre la responsabilité de cette auto-incarcération, et que nous commencions à nous libérer de nos conditionnements inconscients.

L'esprit n'accepte pas facilement de reconnaître que l'oppression, qui l'indigne tant, soit de sa propre fabrication. Il croit, et il veut croire, que la répression provient des autres esprits, de celui-là, d'elle, d'eux, ou de circonstances extérieures, du destin, et ainsi de suite. Alors, il projette son ressentiment accumulé sur d'autres personnes ou situations, en dirigeant sa colère sur elles. Il s'agit là du *pattern* de vengeance: une forme destructrice, irresponsable et très efficace d'autosabotage.

On dit que la vengeance est douce parce qu'elle apporte un soulagement à court terme, mais celui qui en use le regrette quand il voit tous les ravages qu'il a faits, la souffrance qu'il a causée, sans oublier son propre bilan des pertes. La soif de vengeance est comme un feu qui nous prend et qui brûle tout sur son chemin. Dans la philosophie du yoga, la rage est considérée comme l'un des deux obstacles majeurs à la libération, le second étant la luxure qui, elle, est perçue comme une compulsion obsessive à posséder. «Rage et luxure: la vorace et la mortelle; reconnaissez-les: ce sont vos ennemies», conseille lord Krishna dans le *Bhagavad-gītā*.

Un enfant violenté à répétition, que ce soit mentalement ou physiquement, se ferme aux autres par mesure d'autoprotection contre l'angoisse et les souffrances à venir. Cette décision de se fermer, presque totalement inconsciente, restera prisonnière dans la psyché de l'enfant durant son adolescence et jusqu'à l'âge adulte, à moins qu'il n'entreprenne des démarches pour s'en libérer et s'ouvrir à nouveau. L'armure qu'il porte sous sa sociabilité extérieure le rendra indisponible et incapable d'ouvrir son cœur et son esprit à un autre être humain. C'est là le tragique des situations de violence.

Adulte, celui qui a été violenté tombera sans doute amoureux, goûtera les plaisirs merveilleux d'une relation nouvelle et excitante, et peut-être envisagera-t-il le mariage. Cependant, à mesure que la nouveauté et la passion pour son nouvel amour s'apaiseront, sa peur latente de l'intimité reviendra s'affirmer. L'amour de sa conjointe, qui lui demandera de s'abandonner, de s'ouvrir et d'avoir confiance, deviendra une menace à l'isolement qu'il s'impose à lui-même. Son conditionnement inconscient considérera ses requêtes comme dangereuses et, peu à peu, il ressentira les attentions de sa conjointe comme des pressions. En réalité, la pression que ressent cet homme n'est rien d'autre que sa propre peur et sa résistance, mais son esprit projette la source de son malaise sur sa conjointe. Il se sent bousculé par sa femme qu'il trouve déraisonnable, et il la bouscule en retour. L'énergie de la colère et de la peur guide ses réactions, ce qui le fait répondre à l'appel de sa conjointe à l'intimité par l'attaque. Il est à l'image de l'homme qui, effrayé par sa propre ombre, la frappe furieusement avec un bâton.

De pair avec les blessures non résolues que notre homme traîne depuis son enfance vient toute une accumulation de colère et de frustration qui attend d'exploser. La violence d'un parent envers son enfant survient souvent dans des familles dont la généalogie indique que les blessures et la colère non résolues du parent se transmettent à l'enfant par une violence similaire à celle que le parent a subie dans sa propre enfance. Il est interdit à l'enfant d'exprimer son indignation d'avoir été violenté, et il en va de même pour le parent violent. Exprimer sa colère devant un parent violent ne fait que provoquer d'autres violences envers l'enfant, et c'est cette suppression de son expression qui perpétue un syndrome de violence familiale d'une génération à l'autre.

La suppression prend parfois la forme de violence verbale, par exemple : «Tais-toi et fais ce qu'on te dit!»; à d'autres moments, c'est la violence physique. Dans un cas comme dans l'autre, la violente désapprobation parentale anéantit la capacité d'un enfant de communiquer ses pensées et ses sentiments; il apprend surtout à enfermer ses émotions au fond de lui-même. Étant donné que les émotions réprimées possèdent leur propre énergie, une énergie qui a besoin d'un exutoire, elles sont soit somatisées et alors dégénèrent en maladie, soit projetées sur l'entourage immédiat. Dans ce dernier cas, le problème peut se manifester chez les enfants par un comportement déviant, vindicatif ou violent, par exemple tourmenter des enfants plus jeunes qu'eux, des animaux, des personnes âgées ou handicapées. Cette suppression des émotions peut aussi se manifester en réponse à toute expression d'amour sous la forme d'un repli passif ou d'un rejet agressif. Dans les deux cas, la peur et la colère sont les émotions sous-jacentes.

Les émotions bloquées, surtout la colère, sont à la base du *pattern* de vengeance. La rage réprimée évolue en un ressentiment sans cesse grandissant qui se répand comme un cancer. Une seule mauvaise expérience avec le feu suffit au corps-esprit pour déduire que tous les feux sont dangereux. Il en va de même pour les relations humaines : il suffit d'un seul acte de violence sérieux pour déduire que toutes les relations intimes sont potentiellement nocives, donc à éviter.

Il reste que vouloir des relations intimes est un désir naturel chez tous les êtres humains, et la dynamique «tirez-poussez» s'installe dans nos relations. X est attiré par Y et commence à s'en rapprocher («tirez»), et juste au moment où X et Y sont sur le point de vivre une intimité réelle, l'un des deux dit ou fait ce qu'il faut pour saboter la relation («poussez»). Pire, ce sabotage est alimenté par un désir de vengeance pour des actes violents passés, et la colère réprimée que nous portons en nous se tourne contre la personne dont l'amour et l'attention menacent notre isolement auto-imposé.

La vengeance est tout sauf une ouverture du cœur, car elle refuse l'émergence des sentiments sous-jacents liés à des blessures et à l'impuissance au-delà desquelles elle agit. Elle représente plutôt le choix de dominer en restant silencieux, ce qui crée une fausse impression de pouvoir, de force et de contrôle. Elle s'exerce au présent contre des gens innocents qui paient pour des injustices passées avec lesquelles ils n'ont rien à voir. Ainsi, notre conjoint, nos enfants et même nos animaux de compagnie finissent par subir une rage qui était inconsciemment destinée à d'autres. La propension à quitter ou à larguer nos relations est aussi une forme de vengeance : on abandonne les autres, car on a été abandonné. Le dicton selon lequel «c'est à ceux qu'on aime qu'on fait le plus mal» est un pur cas de *pattern* de vengeance. Sentir les sensations de souffrances passées, sans les dénier ni les projeter sur des gens qui n'y sont pour rien, voilà le seul moyen de briser ce *pattern*. Pratiquer une respiration consciente profonde, au moment où les sentiments refont surface, mène au pardon. Enrayer ce mécanisme inconscient nécessite courage et intégrité dans nos relations, et se fait dans la communication et l'honnêteté envers soi-même. Le *pattern* de vengeance est un obstacle majeur à notre réussite dans la vie, dans nos relations, notre carrière, nos finances et même notre santé, et le pardon est la clé de sa guérison.

Toute expression de haine est en réalité la haine de soi projetée sur quelqu'un d'autre. Dans les cas de violence envers les mineurs, l'enfant en vient à haïr non seulement l'auteur de cette violence, mais aussi lui-même. L'agression physique ou verbale qu'il a subie a brisé son estime personnelle et, se voyant comme une victime faible et impuissante, il se sent totalement avili. Quand l'estime personnelle d'un enfant est gravement attaquée, il ne lui reste plus que le mépris de lui-même. Sa colère, qu'il intériorise et réprime par peur de représailles, vise secrètement tant son agresseur que lui-même. Le ressentiment inconsciemment dirigé sur l'ego produit un *pattern* d'autopunition susceptible de dégénérer en maladies ou en accidents ; le ressentiment peut aussi pousser l'enfant à saboter ses projets, ses relations, et à adopter des comportements dangereux et autodestructeurs.

La haine de soi risque de se retourner contre les autres ; sans estime personnelle, l'enfant n'a plus d'estime non plus pour ceux qui l'aiment et le respectent. Non conscient de la cause réelle de son dégoût pour l'intimité, il discrédite tout et envoie paître tous ceux qui l'approchent de trop près. Il utilise la critique constante comme justification de son mépris et de son isolement. Son entourage, qui le trouve indûment cassant, dénigreur et justicier, apprend à garder ses distances. Quand il blesse et envoie promener les autres, il se venge de ceux qui l'ont blessé dans le passé ; il se venge également de lui-même en rejetant ce qu'il désire le plus profondément : l'amour et les relations intimes.

Le *pattern* de vengeance comporte un autre aspect, le comportement passif-agressif. Le côté passif est gentil, diplomate et flagorneur pour s'attirer l'approbation et des rapports harmonieux. Autour de lui, les gens s'exclament : « Il est si agréable ! » Mais cette conduite si charmante est celle d'un acteur qui cherche à recueillir l'adhésion de tous. Sous les apparences, toutefois, la personne couve des blessures non résolues, de la colère, de la frustration et de l'humiliation. À l'intérieur, cette personne passive-agressive ne se sent ni gentille ni agréable ; elle agit ainsi par nécessité et un grand besoin d'autopréservation.

Il faut du courage pour vivre ses états intérieurs avec authenticité, sans dénier les blessures en les somatisant, sans non plus les projeter en blâmant les autres pour des questions non résolues en soi-même. Nous avons peur de la désapprobation et du conflit. On nous a appris que les gens agréables n'expriment pas leur colère, donc nous tombons dans le *pattern* de désapprobation en déniant ces sentiments et en cachant notre ressentiment.

Les gens passifs-agressifs passent souvent pour des as de la diplomatie : ils sont habiles à dissimuler leurs conflits non résolus. Ils portent un masque qui les rend potentiellement dangereux car ils peuvent être subtils et, puisqu'ils étouffent leur colère et leur ressentiment, la pression interne de leur désir de frapper et de blesser quelqu'un devient irrésistible. Quand finalement ils exercent leur vengeance, la surprise risque d'être totale. Le plus souvent, ils font du tort sans que personne ne se doute qu'ils sont à l'origine de l'attaque. Les passifs-agressifs peuvent porter préjudice à des entreprises en minant la confiance et l'harmonie au sein du personnel, et en poussant l'organisation au conflit et à la rupture. Et, tout au long de l'aventure, le passif-agressif passe pour un honnête collègue, celui qui, sincère, travaille fort pour que tout fonctionne harmonieusement. Pendant ce temps, la personne réellement honnête et dévouée, qui a peut-être une personnalité un peu abrupte et qui manque de diplomatie, sera désignée pour porter le blâme. À moins que quelqu'un dans l'entreprise ne soit particulièrement habile à déceler les comportements passifs-agressifs et sache comment y réagir efficacement, les choses iront de mal en pis.

L'individu passif-agressif est parfois si profondément enfoncé dans le déni et si inaccessible en raison de sa douleur et de sa culpabilité qu'il croit réellement que sa bonne image est authentique. Si quelqu'un dans son entourage est assez perspicace pour voir dans son jeu et le percer à jour, il trouvera des justifications bien raisonnées afin de détourner la critique. Ou alors, s'il est très habile, il retournera le reproche à celui qui le lui a fait, sans que rien n'y paraisse. Malgré les apparences, il n'accepte aucun reproche honnête, quel qu'il soit, car il s'agit d'un ingrédient essentiel dans les relations intimes. Les personnalités passives-agressives sont incapables de prendre part à des activités d'équipe ; même si leur participation semble pleine et entière, en réalité, c'est tout le contraire.

Les passifs-agressifs ont besoin de « contrôler ». Ils ne veulent pas être découverts, pas plus que voir leur masque tomber. Dès lors, ils sont secrets et bâtissent des murs autour d'eux. Étant donné qu'ils taisent leurs véritables intentions et sentiments, la communication avec eux est souvent empreinte de fausseté et de confusion. S'ils sont confrontés, ils évitent de parler clairement et de reconnaître leur responsabilité ; ils cherchent plutôt des moyens de s'en sortir. Établir la communication avec eux afin d'obtenir des précisions risque de se révéler frustrant et « vidant ». La clarté souhaitée ne viendra jamais car, bien qu'ils prétendent la désirer autant que vous, leur intention véritable est de préserver leur camouflage.

Que les passifs-agressifs soient incapables de s'ouvrir et de s'engager vraiment avec d'autres, ou réticents à le faire, ils restent isolés en eux-mêmes et, en dépit de leurs dehors généralement sociables, ils sont profondément seuls. Ils ont un grave problème de confiance. Quand les gens leur font confiance, ils se détendent, mais si une confiance élémentaire vient à manquer, leurs réflexes de survie prennent le dessus : ils font la vie dure non seulement à ceux qui les entourent, mais aussi à eux-mêmes. Les individus passifs-agressifs paient un gros prix pour leur stratégie d'évitement et de vengeance. Bien qu'ils soient en mesure de récolter des succès, ils n'ont ni amour, ni intimité, ni joie, ni droit de parole, ni vrais amis, ni le soutien que de tels amis leur apporteraient dans les moments difficiles.

Ce sont les violences dont ils sont victimes qui forgent la personnalité des passifs-agressifs. On leur a appris qu'ils ne comptent pas, que ce qu'ils pensent n'est pas pertinent, que ce qu'ils ressentent est sans intérêt. L'enfant traité de cette façon commence à se sentir nul et à croire, malgré l'évidence de l'existence de son corps, qu'il n'existe véritablement plus. L'enfant croit d'abord que, sous sa personnalité extérieure, il n'y a rien du tout, une nullité, le vide. Quoi de plus terrifiant pour l'esprit que de se sentir rien du tout ! Quoi de plus douloureux que de voir les autres découvrir que l'on n'existe pas vraiment et qu'on est sans valeur ! «Je suis une imposture», se dit l'enfant, selon la croyance inconsciente caractéristique de ce sentiment de non-existence. Voilà la raison pour laquelle on sent un halo d'irréalité autour de l'affabilité et de la confiance en soi feintes de ceux dont l'estime personnelle a été broyée.

Les passifs-agressifs sous souvent des séducteurs-nés. Le type de violence qui détruit l'ego de l'enfant provoque en lui ressentiment et rage profonde, mais bientôt il apprend à dissimuler cet état en utilisant un *pattern* de séduction destiné à s'attirer l'attention qui lui manque si cruellement, mais dont il se sent indigne. La logique inconsciente derrière son *pattern* de séduction pourrait se décrire ainsi: «Je ne suis rien et je suis déplaisant, alors je vais devenir quelque chose et je serai aimable. Je vais vous amener à penser et à trouver que je suis irrésistible. Je vais vous dominer par mon charme et quand vous commencerez à vous douter que je suis un imposteur, je vous laisserai tomber.»

Voilà un discours désespéré et une recette infaillible pour l'échec dans les relations interpersonnelles. Mais pour l'individu passif-agressif, c'est plutôt un jeu qu'il peut jouer jusqu'au bout, souvent avec passion, dans nombre de contextes, y compris le contexte sentimental. Un comportement qui a inspiré le personnage de Casanova, dont le *credo* est la séduction, puis l'abandon de l'objet de son désir. Mais l'aspect charismatique de ce personnage n'aura qu'un temps avant que se révèle le point faible du *pattern* de séduction, caractérisé par la colère et l'agressivité. Avant cela, on aura quand même eu quelques avant-goûts de son existence: un glissement momentané du masque au moment où une remarque vindicative est lancée, un mensonge dénoncé ou un éclair de rage qui surgit dans des circonstances des plus ordinaires. Ces indices seront cependant vite réprimés, et le boulot reprendra.

Les gens qui comprennent le comportement des passifs-agressifs en reconnaissent les signes et se tiennent sur leurs gardes, mais ceux qui ont subi leur séduction les justifient ou alors ne portent plus attention à eux. Toutefois, les choses peuvent tourner au vinaigre lorsque le passif-agressif est sur le point d'être complètement démasqué, car sa plus grande crainte est d'être vu tel qu'il croit, à tort, être réellement: un imposteur, un non-être. Son esprit ne veut pas se confronter au vide qu'il pense être au fond de lui-même, donc il refuse avec acharnement de voir ce vide, et à plus forte raison de le laisser voir par les autres. Dans une telle situation, il quitte l'endroit où il est; ce départ surprend ceux qui avaient été séduits et qui pensaient que la relation avec lui était authentique.

Le séduisant Casanova, qui aime et quitte un cœur brisé, est un personnage passif-agressif de roman. Il est aussi jaloux et possessif, se sentant facilement menacé par des compétiteurs potentiels. Sous sa séduction et son charme gronde une profonde insécurité; après tout, il se définit lui-même comme un imposteur; donc, pour lui, toute compétition, réelle ou imaginaire, est une menace. Quand le masque tombe, l'agression, qui est l'énergie sous-jacente de tout *pattern* de séduction, se montre au grand jour. L'entourage devient la cible de toute la rage et du ressentiment qui ont jusqu'ici été refoulés. Il peut frapper ouvertement comme il peut le faire sournoisement; de toute façon, les résultats risquent d'être désastreux, pas seulement dans les romans, mais dans les affaires, les partenariats, les activités politiques, les institutions, bref, dans tous les domaines où il y a des relations humaines. La confiance est anéantie, les projets et les entreprises échouent, les pays vont en guerre, les gens font faillite, les familles se déchirent, l'instabilité et l'incertitude règnent. C'est ainsi que les personnes passives-agressives exercent le *pattern* de vengeance.

La plupart d'entre nous sommes passifs-agressifs jusqu'à un certain point, la différence étant une question de degrés. La structure de base de la personnalité passive-agressive est présente chez presque tout le monde. Par exemple: nous nourrissons des doutes quant à notre valeur personnelle et nos mérites; nous dissimulons notre colère, notre ressentiment et nos contrariétés derrière une façade publique présentable; nous usons de séduction auprès des gens pour obtenir ce que nous voulons. Nous portons aussi des masques, du moins par moments, et nous protestons lorsque notre authenticité est mise en doute. Nous sommes sans doute portés à être un peu jaloux et possessifs, et nous sommes tentés de fuir plutôt que de faire face à ce qui semble affreux ou vide à l'intérieur de nous. Enfin, il est probable que nous nous vengions quand nos intentions secrètes sont menacées d'être dévoilées. Le monde serait sans conteste plus en sécurité et plus paisible si chacun de nous en prenait la responsabilité, tout en extirpant de lui-même ses tendances passives-agressives.

Chapitre 3

D'autres *patterns*, d'autres poisons

Quelqu'un a défini un jour l'aliénation mentale comme étant le fait de «reproduire le même geste, encore et encore, en s'attendant à un résultat différent chaque fois». Dans la même veine, Werner Erhard, fondateur du populaire atelier Est dans les années 1970, fit remarquer avec humour que «les rats et les humains sont similaires, mais les rats sont plus intelligents parce qu'ils finissent toujours par apprendre de leurs erreurs». Si on met un rat dans une boîte qui comporte plusieurs tunnels, qu'on dépose un morceau de fromage à l'extrémité de l'un d'eux, le rat, sentant le fromage, risque de s'engager d'abord dans le mauvais tunnel. Après deux ou trois tentatives dans le même tunnel, il se rend compte de son erreur et s'engage dans un autre, jusqu'à ce qu'il finisse par trouver celui qui mène au fromage. L'être humain, lui, continuerait à emprunter le même tunnel, indéfiniment!

Mais regardons comment fonctionnent les *patterns*: avant que le *pattern* soit parvenu à la conscience et reconnu pour ce qu'il est, la personne aux prises avec ce mécanisme encore inconscient en subit l'influence, c'est-à-dire qu'elle le reproduit mécaniquement et de façon répétitive. Une fois que le *pattern* est reconnu pour ce qu'il est, que la croyance inconsciente et les émotions refoulées qui l'ont maintenu en place jusque-là ont été libérées, la personne récupère une partie de sa capacité naturelle à être consciemment présente dans ses choix comme dans sa façon de se comporter avec les gens dans diverses situations. Tout en gardant ce qui précède à l'esprit, voyons maintenant quelques autres *patterns*, ces mauvaises herbes qui empoisonnent nos vies.

Le *pattern* parental

Ce *pattern* est incontournable, dans la mesure où nous avons tous des parents. En fait, c'est presque futile de tenter de définir précisément le *pattern* parental pour un certain nombre de raisons :

- La variété parentale s'étend sur un large spectre ; on trouve des parents tant chez les sages et les saints que chez les criminels endurcis et les tyrans.

- Les effets de l'éducation, qui façonnent tout ce que nous vivons dans toutes les circonstances de notre vie, sont si profonds et pénétrants qu'on se demande comment savoir où s'arrête le *pattern* parental.

- Même abandonnés à la naissance ou orphelins, même en n'ayant jamais connu nos parents biologiques, nous héritons néanmoins d'un bon nombre de leurs *patterns* biologiques et, par extension, psychologiques. D'ailleurs, leur absence même de nos vies a un impact énorme sur la façon dont nous nous voyons nous-mêmes, et celle dont nous voyons le monde.

- Le passage de la naissance est commun à tous les habitants de cette planète ; c'est une première expérience puissante et intense pour toute l'humanité.

Beaucoup d'études et d'ouvrages sur la relation parents-enfants ont été publiés. Alors, sauf pour exposer quelques-unes des grandes lignes du *pattern* parental, nous mettrons plutôt l'accent sur son contexte ; nous essaierons de comprendre un peu mieux ce que serait le point de vue le plus réaliste et le plus fécond à adopter à l'égard de notre relation avec nos parents. Nous libérer de toute attitude ou de tout conditionnement négatif dont nous aurions hérité par l'éducation que nous avons reçue d'eux : voilà notre objectif.

Le *pattern* parental est une tendance à recréer, ou à imiter, notre relation avec nos parents dans nos autres relations, surtout les plus importantes comme celles avec le conjoint, l'enfant, le patron, etc. Les quelques exemples que nous allons voir à l'instant décrivent la façon dont nous reproduisons notre relation avec nos parents dans différents contextes.

- Les enfants apprennent en imitant leurs parents. Nous observons la façon dont nos parents tiennent couteau et fourchette, et nous faisons comme eux. C'est une méthode d'apprentissage commune à la plupart des espèces, et elle est essentielle dans la mesure où la plus grande part de ce que nous imitons est très précieux pour faire notre chemin dans la jungle de la vie quotidienne. Malheureusement, nous imitons inconsciemment aussi les pires aspects de leurs comportements avec les autres, et nous les reproduisons dans nos relations.

- Notre mariage, ou autre relation amoureuse à long terme, tend à refléter celui de nos parents.

- Il est probable que nous établissions avec notre conjoint le même type de rapports que nous avions avec notre mère ou notre père. Il y a aussi un danger de tomber dans une relation de type parent-enfant avec notre conjoint, au lieu d'une relation adulte-adulte : un homme voit en sa femme ou son amante quelqu'un pour le materner ; une femme voit dans son partenaire une figure paternelle. Les deux conjoints peuvent, inconsciemment, s'accrocher à un comportement enfantin l'un vis-à-vis de l'autre. Il nous arrive aussi d'établir ce genre de rapport parent-enfant avec notre patron ou avec toute figure d'autorité.

- La désapprobation parentale est une caractéristique de l'enfance, et il se peut que, inconsciemment, nous recherchions la désapprobation auprès de notre conjoint. En fait, nous sommes capables de littéralement fabriquer des crises afin de recevoir la dose de désapprobation que nous sommes inconsciemment programmés à attendre.

- Les blessures irrésolues et le ressentiment envers nos parents peuvent être projetés sur un camarade qui deviendra injustement la cible de notre vengeance pour les blessures, réelles ou imaginées, dont nous avons souffert dans l'enfance et l'adolescence.

- Quelle que soit la distance affective que nous avons entretenue avec nos parents, elle peut se traduire par la même distance affective avec notre conjoint ou nos enfants. Si notre relation avec nos parents était fondée sur la soumission, l'exclusivité ou le mensonge, par exemple, il est probable que nous reproduisions une relation similaire avec notre conjoint et nos enfants.

- Si nos parents étaient distants et indifférents, ou au contraire attentifs et affectueux, nous aurons tendance à agir de même avec conjoint et enfant. Un parent qui a été maltraité dans l'enfance risque de maltraiter ses propres enfants à son tour.

- Si nos parents nous ont rejeté, nous nous attendrons à être rejeté par notre conjoint, et la moindre omission de sa part, par exemple répondre à notre message avec un léger retard, sera interprétée comme un rejet et traitée comme tel. La moindre anicroche, intentionnelle ou pas, nous mènera à une crise majeure.

- Le refoulement de l'inceste interfère avec l'affection sexuelle. Dans la plupart des familles, on évite de parler de sexe et les pulsions sexuelles entre les membres de la famille sont taboues. Plus nous nous comportons inconsciemment avec notre conjoint comme avec l'un de nos parents, plus notre sexualité devient inhibée.

- Quels que soient les *patterns* que nous avons développés envers nos parents, nous aurons tendance à les reproduire avec notre conjoint. Par exemple, une femme dont le père a quitté le foyer quand elle était jeune risque d'attirer un homme qui a un *pattern* d'abandon, ou d'être celle qu'on quitte. Mais si le conjoint n'a pas ce *pattern*, elle peut diriger inconsciemment la relation de manière à ce qu'il parte. Un homme dont la mère était alcoolique, quant à lui, attirera probablement une conjointe alcoolique; et si elle ne boit pas encore, il finira par la mettre en situation de boire, toujours de façon inconsciente.

- Le *pattern* parental s'étend aux relations autres que la famille et le conjoint. Bon nombre de ses manifestations, dont il vient d'être question, apparaîtront dans nos rapports avec nos amis intimes, nos patrons, nos associés, en présence de figures d'autorité, ou en étant soi-même une figure d'autorité.

En examinant attentivement cette liste de *patterns* parentaux, nous avons bien des chances d'y trouver le nôtre. Il est profitable de voir combien notre comportement envers les gens est une superposition inconsciente de notre relation primitive avec nos parents sur le réseau des autres relations qui se déploie tout au long de notre vie. Cette prise de conscience risque d'être choquante au départ, mais elle constitue une avancée majeure pour qui veut créer des relations authentiques et vivantes, au lieu de se contenter de recycler le même *pattern* parental usé et répétitif, auprès de ceux qui nous sont proches.

Le plus grand piège lié au *pattern* parental est le fait de blâmer nos parents pour ce qui ne va pas dans notre vie. Jeter le blâme sur eux est une stratégie inconsciente qui vise à éviter la responsabilité personnelle. Si nous choisissons de ne pas prendre la responsabilité de nos propres affaires, alors rien ne changera ni ne se transformera, et nous resterons aux prises avec les effets de notre conditionnement malsain. Les parents sont des cibles faciles, et la tentation de les blâmer peut être beaucoup plus préjudiciable que leurs fautes à notre égard. Les dommages peuvent toujours être réparés, mais les blâmer nous empêche d'entreprendre les travaux de réparation. Une victime est une victime parce qu'elle croit être une victime, et elle restera une victime tant qu'elle ne renoncera pas à cette croyance.

Le philosophe Martin Heidegger a écrit que l'existence authentique consiste à assumer une responsabilité absolue de ce que nous sommes. Il a ajouté que la vie est un mouvement perpétuel dans lequel nous avons été *jetés* au moment de notre conception. Au-delà d'un certain point de notre évolution personnelle, nous n'avons plus de mémoire. D'une manière ou d'une autre, en dehors de notre capacité à comprendre, nous nous trouvons simplement ici, à cet endroit, à cette heure, avec ces parents, avec ce corps. Nous ne savons pas comment nous sommes arrivés là, et nous ignorons où tout cela va nous mener.

Les idées de vies passées ou de karmas passés peuvent être fondées en un sens, mais nous ne pouvons pas nous rappeler les événements qui auraient précédé notre naissance. Nous ne nous souvenons pas de ce qui est arrivé avant notre conception, c'est pourquoi la réincarnation demeure plus une possibilité théorique qu'un fait. Même ces réminiscences de vies antérieures qui surgissent dans les rêves, la méditation ou par l'hypnose, la respiration consciente, etc., ne sont peut-être que le fruit de l'imagination, étant donné qu'il n'y a probablement aucun moyen de les prouver.

Pour ce qui est de notre propre venue au monde, cependant, nous ne sommes pas nés dans un monde statique, mais nous avons été *jetés* dans quelque chose de mouvant et de dynamique ; nous sommes nés sur la route, pour ainsi dire. Nous n'avons pas de contrôle sur le fait d'être *jetés* et nous ne l'avons pas choisi en toute conscience. Notre naissance n'est pas une intention consciente de notre part, car notre point d'origine transcende presque toute notion de vécu personnel antérieur. Ainsi, nous nous engageons dans la vie en état d'innocence absolue, et nous devons assumer une responsabilité tout aussi absolue de là où nous en sommes si nous voulons vivre authentiquement.

Nous ne pouvons pas choisir la façon dont nous avons été *jetés* dans la vie, mais ce que nous pouvons choisir, et il s'agit là de l'ultime responsabilité de l'être humain, c'est notre façon de réagir à la manière dont nous avons été *jetés*. La notion d'Heidegger d'être *jetés* est un concept puissant et libérateur. Elle nous invite à renoncer à l'état de victime et à cesser de recourir au blâme. Tous les êtres vivants de cette planète ont aussi été *jetés*, y compris nos parents. Ceux-ci n'ont pas choisi leurs propres parents, pas plus que leurs ancêtres ou l'environnement dans lequel ils sont nés; ils se sont seulement réveillés un jour pour découvrir qu'ils avaient ces parents, cet environnement, ce corps-là. En effet, ils sont, eux aussi, absolument innocents, et ils ont dû faire leur chemin dans un ensemble de circonstances qu'ils n'ont pas consciemment choisies.

Certains milieux sont très difficiles pour un enfant, comme pour un adulte d'ailleurs, et le conditionnement mental, les états émotifs et même la physiologie en sont très colorés. Si chacun de nous, y compris nos ancêtres, nos parents, notre conjoint, notre employeur, nos enfants, etc., a été *jeté* dans ce monde à partir d'on ne sait où, qui donc peut en être blâmé? Nous vivons dans une société absurde où presque tout le monde pointe continuellement un doigt accusateur sur quelqu'un d'autre qu'il tient responsable de ses propres misères. Imaginons un couple enivré qui enferme les économies de toute sa vie dans une boîte de métal et qui, toujours dans ce même état d'ivresse, décide d'aller enterrer la boîte sous un rocher quelque part dans une forêt. Une fois leur trésor bien enfoui, ils tombent dans un sommeil profond et dorment pendant très longtemps. En se réveillant, ils constatent que la boîte de métal contenant toute leur richesse a disparu. Oubliant qu'ils l'avaient enterrée dans la forêt, chacun tient pour acquis que l'autre a soit perdu, soit volé le magot, se faisant ainsi chacun l'accusateur de l'autre. Toute leur vie, ils restent dans ce même état, l'un pointant un doigt accusateur vers l'autre, et détruisant tout espoir de bonheur dans leur couple.

C'est aussi ce que nous faisons avec nos parents: nous les blâmons pour tout ce que nous croyons avoir perdu, ou avoir souffert, à cause d'eux, tout comme eux ont blâmé leurs parents pour la souffrance qu'ils ont subie, tout comme leurs parents ont blâmé leurs parents, et ainsi de suite. Une espèce d'amnésie collective semble favoriser ce cycle perpétuel et destructeur de doigts accusateurs. La seule façon de se sortir de ce cercle vicieux est de retourner le doigt pointé vers soi et d'entreprendre un voyage de retour au véritable trésor, notre Soi authentique.

Assumer la responsabilité de là où nous en sommes, sans blâmer qui que ce soit, voilà le premier pas vers la liberté et le début du pouvoir personnel. En reconnaissant que notre naissance est un mystère, nous cessons de l'analyser et d'essayer de la comprendre ; nous choisissons plutôt de l'accepter comme notre point de départ, au jour le jour, et nous créons notre vie à partir de là.

Selon Heidegger, l'existence authentique signifie se rendre responsable d'avoir été *jeté*, et posséder, sans projection ni déni, nos sentiments, nos sensations, nos désirs, nos états d'esprit, nos peurs, notre histoire personnelle, nos relations, nos expériences bonnes et mauvaises, et même nos traumatismes. Cela implique d'avoir une attitude particulière envers notre naissance qui consiste en un point de vue ouvert et curieux, attentif à ce qu'il nous révèle ou nous dévoile, au lieu de s'enfuir devant lui, d'y échapper ou de se le cacher.

Cette attitude est essentielle pour pardonner à nos parents d'avoir été parfois inadéquats envers nous. Arrêter de blâmer nos parents et leur pardonner est une tâche cruciale à l'âge adulte. Sans pardon, nous continuerons à leur en vouloir et nous endurerons avec eux le malaise d'une relation distante, ou au contraire dépendante, jusqu'à ce que la mort nous sépare, et même au-delà. Nous paierons le gros prix de cet inachèvement dans nos autres relations. Par exemple, étant donné que nous associons nos parents à nos conjoints, à nos amis, à nos employeurs et même à nos enfants, si nous nous sommes sentis rejetés par l'un de nos parents et que nous restons aux prises avec ce problème irrésolu, nous finirons par nous sentir rejetés dans toutes nos autres relations importantes. Se cramponner au ressentiment envers nos parents bloque notre capacité à recevoir des autres l'amour et le soutien dont nous avons besoin, souvent l'amour même qui peut guérir.

Le pardon ne s'accomplit pas dans nos têtes. Ce n'est pas non plus un exercice intellectuel : c'est un lâcher-prise fondamental de quelque chose qui provient des profondeurs de nous-mêmes. C'est une sorte de capitulation devant quelque chose de plus haut et de plus vrai que l'esprit. Les environnements conscients et les personnes conscientes pourraient avoir un rôle crucial à jouer dans ce processus. Sans oublier la respiration, qui est une alliée inestimable du lâcher-prise. Le travail de respiration transformationnelle permet, en toute sécurité et de façon naturelle, de débloquer l'énergie refoulée de vieilles blessures, d'évacuer la colère et de libérer la tristesse et le chagrin enfouis associés à des réminiscences de violence, de trahison ou de perte.

Personne ne peut pardonner en un instant des torts si profondément ressentis, mais si la volonté est claire, on peut y arriver. Il faut tout d'abord être prêt à pardonner et vouloir pardonner. Plus la blessure est profonde, plus la guérison risque d'être difficile, ce qui rend le pardon aux parents particulièrement exigeant. Le processus peut être disgracieux, comme s'il s'agissait de faire un grand ménage après une bagarre d'ivrognes. De toute façon, il faut passer par là si nous voulons transformer l'éternel recyclage de nos misères passées en une expression spontanée, créative et constante de vitalité et d'accomplissement de notre façon d'être en relation avec les autres.

Le *pattern* de jalousie

La jalousie et l'envie sont l'apanage de la faible estime de soi. Elles s'épanouissent là où nous croyons, ou sentons, être faibles, sans attrait ni incapables d'exprimer ce que nous voulons profondément. La jalousie est une réaction envers ceux qui paraissent plus forts, plus beaux, plus populaires ou qui réussissent mieux que nous. Ce que nous sommes n'est ni affreux ni sans attrait. Il est vrai que certaines personnes ont des traits plus parfaits que d'autres, ou paraissent avoir plus d'énergie et une meilleure santé, ou encore accumulent plus de preuves de succès, mais aucun de ces attributs ne peut mesurer notre valeur réelle. Le philosophe Socrate, par exemple, était aussi laid que pauvre, et cela ne l'a pas empêché d'attirer à ses discours les esprits les plus brillants d'Athènes, ni d'être reconnu comme le père de la philosophie occidentale.

Beaucoup de grands personnages de l'histoire, par exemple le peintre Vincent Van Gogh, sont morts dans l'oubli, souvent pauvres et seuls, pour être redécouverts et adulés plusieurs années après leur disparition. La poétesse Elizabeth Barret Browning était une femme frêle qui a été clouée au lit une grande partie de sa vie, ce qui ne l'a pas empêchée d'être reconnue en son temps et d'avoir une relation d'amour durable avec son mari, le poète Robert Browning ; elle vécut de surcroît dans une villa idyllique au bord de la mer sur la côte ensoleillée de l'Italie. Toutes ces personnes remarquables avaient en apparence un désavantage qui aurait pu broyer leur estime personnelle ; toutefois, au lieu de se laisser aller à la résignation, elles ont dépassé leurs limites et atteint la grandeur.

La jalousie et l'envie, qui sont, nous l'avons dit, les produits de la faible estime de soi, sont dues à des décisions que nous avons prises à propos de nous-mêmes, généralement dans l'enfance. Ces décisions stériles se fondent toujours sur une mauvaise perception et une compréhension partielle. Prenons pour exemple l'étude de cas suivante.

Henri, époux et père de famille, semble préférer l'une de ses deux filles aux dépens de l'autre. À la plus jeune, Marie, il accorde plus d'attention, de cadeaux et d'indulgence. Henri perçoit Marie, née prématurément, comme étant fragile et vulnérable ; c'est pourquoi il est particulièrement prévenant et protecteur envers elle. La grande sœur, Élisabeth, interprète cette attention spécifique comme du favoritisme et, se sentant délaissée, elle décide que c'est parce qu'elle est moins jolie ou moins aimable que Marie. Il s'ensuit du ressentiment, et Élisabeth commence à provoquer des conflits avec sa petite sœur. Elle installe entre elles un *pattern* de rivalité ayant pour objet l'attention du père, puis elle déprécie Marie chaque fois que l'occasion se présente. Henri trouve ce comportement brutal et y réagit par des mots durs pour Élisabeth et encore plus d'égards pour Marie, la *vulnérable*. Élisabeth se pense alors définitivement rejetée et elle devient férocement jalouse. Elle ne se sent pas à la hauteur vis-à-vis de son père et commence à croire que quelque chose ne va pas chez elle. Elle en vient à être convaincue qu'elle est affreuse et mal aimée. L'homme le plus important dans sa vie, son père, la désavoue au profit de sa petite sœur, plus charmante et plus aimable. «Ce n'est pas juste», se lamente-t-elle. Peu à peu, elle prend ses distances vis-à-vis de son père. Elle devient si déprimée qu'il lui arrive de s'imaginer fuyant la maison ou d'entretenir des idées suicidaires. Henri ne comprend pas l'attitude de sa plus vieille et cela le tracasse; puis il accepte: «Ainsi va la vie», se rassure-t-il. Les années passent, et la relation affective entre le père et la fille se fait de jour en jour plus distante; ils ne communiquent plus que sur le plan strictement pratique, et l'estime personnelle d'Élisabeth, surtout en ce qui a trait à sa capacité de créer une relation intime et durable avec un homme, est sérieusement diminuée.

Quelques années plus tard, Élisabeth est devenue une belle jeune femme amoureuse et fiancée à Philippe, l'homme de ses rêves. Celui-ci aime profondément Élisabeth, mais il se sent mal à l'aise devant la jalousie irraisonnée de sa fiancée à l'égard de toute femme attrayante qu'il a connue avant elle, tantôt une collègue, tantôt une voisine. Par exemple, un jour, Élisabeth se sent menacée quand elle découvre Philippe en train de bavarder et de rire avec la jolie voisine blonde de part et d'autre de la clôture qui sépare les deux propriétés. Plus tard, après le dîner, elle en fait une scène à Philippe. Embarrassé et peiné, celui-ci s'empresse de rassurer Élisabeth au sujet de son échange purement innocent avec la voisine. Mais Élisabeth commence maintenant à douter de sa fidélité. Elle se met à s'éloigner affectivement de Philippe, tout comme elle l'avait fait avec son père. La voisine, bien sûr, est *persona non grata*, bien qu'elle fasse des efforts pour créer un contact amical avec Élisabeth, mais elle est constamment rabrouée. Il en est ainsi de la logique aliénée du *pattern* de jalousie: triste et bête, mais fréquente et très destructrice. La jalousie incontrôlée d'Élisabeth a entraîné son divorce d'avec Philippe.

Enfant, Élisabeth ne comprenait pas pourquoi son père donnait tant d'attention à Marie, et elle en déduisit qu'Henri aimait sa sœur davantage qu'elle. C'était d'autant plus douloureux que, pendant ses trois premières années, avant la naissance de Marie, elle avait été l'unique centre d'intérêt de son père. En fait, Élisabeth a mal perçu l'excès d'attention de Henri à l'égard de sa sœur en concluant que son père aimait Marie plus qu'elle, alors qu'en vérité, il les aimait également toutes les deux. Il ne faisait que ce qu'il croyait nécessaire pour le soutien de son enfant la plus faible. Le résultat de sa mauvaise interprétation a valu à Élisabeth de s'aliéner Henri et Marie, de créer de l'insécurité dans ses rapports avec les hommes, tout comme dans ceux avec les femmes attrayantes, de faire subir une jalousie excessive à une kyrielle de conjoints issus de relations amoureuses brisées.

Reconstruire l'estime personnelle perdue est une tâche de réflexion et de mûrissement. Plus tard dans sa vie, Élisabeth a résolu son *pattern* de jalousie en informant son père de sa douleur et en découvrant qu'il l'avait aimée aussi profondément que Marie. Elle pleura quand il lui dit pourquoi il avait donné plus d'attention à Marie. De son côté, Henri fut à la fois triste et soulagé quand il comprit pourquoi sa fille aînée était devenue si distante. Ensemble, ils ont vu à quel point la souffrance et la mésentente peuvent découler d'une simple perception erronée et d'une incapacité à communiquer. Ensemble, ils ont pleuré toutes ces années perdues d'aliénation mutuelle, mais leur relation était maintenant *guérie*, et Élisabeth s'était libérée de son *pattern* de jalousie.

En définitive, l'estime personnelle ne se fonde pas sur quoi que ce soit de familial ou de circonstanciel, comme nos relations avec nos parents quand nous étions enfants. Bien que certains d'entre nous devions faire un travail réparateur afin de libérer certains problèmes provenant de l'enfance ou de l'adolescence, la connaissance et la conscience de soi sont le véritable fondement d'une estime personnelle saine. L'authentique estime personnelle, par opposition à l'ego démesuré, se fonde sur le Soi, et non sur les événements marquants que nous avons vécus.

Le Soi dont il est question ici n'est pas le « soi » ou l'« ego » des psychologues. Il s'agit du Soi transcendantal, notre véritable essence, cet aspect de notre réalité qui demeure intact malgré les circonstances changeantes et les hasards de notre vie d'humains sur terre. Tant que nous n'aurons pas pris conscience du côté transcendantal de notre nature, nous resterons passifs devant ce que les gens disent ou font, et devant tout ce que la vie nous amène. Cette ignorance de notre véritable nature est à la source de notre instabilité et de notre souffrance, elle donne libre cours à tous les *patterns* qui sapent notre vitalité et notre plaisir.

Le *pattern* de lutte

Le *pattern* de lutte est profondément enraciné dans une croyance fondamentale et quasi universelle selon laquelle «Ce n'est pas cela et peu importe ce que c'est, ce n'est pas bon». Sous cette attitude se cachent une angoisse envahissante et une aptitude à la prémonition. Les humeurs et les pensées qui accompagnent cette croyance au cœur du *pattern* de lutte pourraient ressembler à ceci:

- Le temps passe vite.

- J'échoue.

- Je ne peux jamais obtenir ce que je veux.

- Quelque chose ne va pas chez moi.

- Quelque chose ne va pas dans ma situation financière.

- La vie est difficile.

- Personne ne fait vraiment attention.

- Personne ne m'appuie.

- Il n'y a rien à faire sinon essayer plus fort.

- Plus j'essaie fort, plus je me sens bloqué.

Notre peur de mourir est le moteur du *pattern* de lutte. Si notre naissance a été difficile, longue, ou a nécessité une intervention spéciale, par exemple l'utilisation de forceps ou le déclenchement artificiel, notre réponse instinctuelle, avant de naître, pourrait avoir été «Ma survie est menacée», suivie d'une décision inconsciente: «Je dois lutter pour survivre». Le corollaire de ce type de croyance est «Si j'arrête de lutter, je meurs». Cela n'a rien de théorique. Depuis les années 1970, des spécialistes de la respiration guident des milliers de personnes lors de stages privés ou en groupe. Il est fréquent que les clients revivent des moments de leur naissance pendant qu'ils respirent, et qu'ils verbalisent ce qu'ils vivent. Souvent, au cours de ces séances, ils découvrent les décisions inconscientes qu'ils ont prises au cours de la crise primale de leur naissance. En outre, ils se rendent compte, et ils le reçoivent comme une révélation, de la force de l'influence de ces décisions sur leur vie, celles-ci agissant comme un métafiltre à travers lequel ils voyaient le monde et qui pesait puissamment sur leur vie jusque-là.

Le problème avec les filtres de perception, cependant, c'est qu'ils semblent invisibles étant donné que nous regardons le monde *à travers eux*, au lieu de les regarder, *eux*. Ils se comparent à des lunettes de lecture que nous oublions sur notre nez, trop absorbés que nous sommes par l'ouvrage que nous lisons. Mais au contraire des lunettes, ces filtres déforment la réalité et entraînent de fausses perceptions. Tant que nous ne serons pas conscients de nos filtres, c'est-à-dire du noyau des croyances qui soutiennent nos *patterns*, et que nous n'en assumerons pas la responsabilité, nous prendrons nos illusions pour la réalité.

Le *pattern* de lutte offre une parfaite démonstration de ce processus. Il suffit de poser la question suivante : « La vie est-elle vraiment une lutte ? » Le filtre inconscient du *pattern* de lutte se met alors en branle et la confirmation vient automatiquement : « Oui, absolument, la vie est une lutte et je le sais pour l'avoir vécu. » Pourtant, il ne s'agit que d'une prédiction qui se réalise d'elle-même, et non de la réalité objective. Ce « la vie est » est d'une évidence incontestable : il y a expérience (« je l'ai vécu »), donc il y a vie, et en particulier *ma* vie. Personne ne doute d'être en vie et, par extension, personne ne doute de la vie elle-même, c'est un fait absolument évident. Mais dire « La vie est une lutte », c'est ajouter une qualification à la vie elle-même, et cette qualification est le produit des filtres de notre esprit. En d'autres mots, « la vie est une lutte » parce que nous le disons et le croyons, et non parce que la lutte est inhérente à la vie.

La lutte, le combat, autres façons de dire «résistance», c'est notre choix. Nous n'admettons pas que c'est un choix puisqu'il est inconscient, tout comme le sont les filtres de perception à travers lesquels nous voyons la vie. Prendre conscience que nous luttons ou résistons parce que nous le choisissons, même inconsciemment, est le premier pas pour devenir totalement présents dans notre façon de répondre à la vie. Être à la remorque de ce que nous percevons ou expérimentons revient simplement à croire que nous ne sommes pas les auteurs de ce que nous percevons de la vie, ni de la façon dont nous y réagissons ; que nous sommes tout au plus les récepteurs de forces extérieures et de circonstances sur lesquelles nous avons peu, ou pas, de contrôle ; que nous entretenons l'illusion que nous sommes victimes d'événements que nous n'avons pas contribué à créer.

Être totalement présent, en revanche, signifie vivre de façon authentique et responsable, comme un leader, pourrait-on dire. En fait, nous sommes la source même de notre propre *pattern* de lutte, donc nous pouvons réécrire le scénario. Nous avons le pouvoir de choisir de renoncer à la lutte et d'accepter ce qui se passe sans résister. Cela veut-il dire qu'il faut adopter une attitude passive et consentante, une approche effondrée de la vie ? Pas du tout. Cela signifie rencontrer tout ce que la vie nous offre dans la détente et sans défense, puis répondre spontanément et intuitivement, guidé par la connaissance naturelle de son Soi. C'est avoir confiance en nous-mêmes, non pas en notre esprit réactif et inconscient, mais en ce que nous sommes, au-delà du corps-esprit. Pour parvenir à cet état, nous devons nous familiariser avec le «Je suis ce que je suis», ce qui est le Soi, c'est-à-dire la Conscience qui est sous-jacente aux phénomènes passagers de veille, de sommeil et de rêve. Ce «Je suis» est plus stable et durable que le mont Everest.

Au fur et à mesure que nous nous familiarisons avec notre Soi réel et éternel, nous abandonnons spontanément la lutte ainsi que notre résistance à *ce qui est*. Écoutons les paroles du sage contemporain Nisargadatta Maharaj: «Quand j'ai rencontré mon professeur, il m'a dit: "Tu n'es pas ce que tu crois être. Trouve ce que tu es. Examine le sens de *Je suis*, trouve ton Moi réel." J'ai fait ce qu'il m'a dit de faire. Chaque fois que j'avais du temps libre, je m'observais en silence et... quelle différence, et si rapidement! En seulement trois ans, j'avais déjà réalisé ma véritable nature. »

Les gens aux prises avec un *pattern* de lutte, c'est-à-dire la plupart d'entre nous, se sentent physiquement vulnérables. Il y a un sentiment d'insécurité sous le besoin de contrôler, de résister et de s'efforcer dans la vie. Le *pattern* de lutte est un moyen épuisant de vivre, ou plutôt, de ne pas vivre. Pour y renoncer, il nous faut d'abord sentir que la base même de la vie est solide et réelle, et que sous le flot de circonstances se trouve un ordre authentique, quelque chose de permanent. Chercher ce qui est réel et sécurisant à l'extérieur de nous-mêmes ne nous apporte que plus de bouleversements et d'instabilité, le lot d'une existence relative. Le véritable sentiment de sécurité et d'ordre auquel nous aspirons n'est atteignable qu'au plus profond de notre Être, et non dans notre corps, notre esprit ou notre ego.

Le témoignage de
Lyse

Ma naissance a vraiment été une lutte et j'ai résisté à voir le jour; je ne me sentais pas la bienvenue. Mon accouchement a duré 18 heures et l'impression que cette douloureuse expérience ne finirait jamais a dû se graver en moi. Finalement, le médecin a utilisé des forceps pour m'extraire. Mais toute ma vie, que j'aie été en crise ou que j'aie subi des bouleversements majeurs, j'ai toujours eu le sentiment que cela durerait toujours. Si j'avais des problèmes financiers, je me disais: « Oh! Je vais être fauchée tout le reste de ma vie. » Quand j'avais une douleur physique, j'étais assaillie par l'idée que « Cela ne finira jamais ». Et surtout, lors de mes crises d'arthrite aux genoux, mon âme criait: « J'aurai toujours mal quelque part. » Ces pensées, je les avais depuis ma naissance. Un jour, j'ai dit à ma mère: « J'ai cru que mon accouchement ne finirait jamais. » À ma grande surprise, elle me répondit qu'elle avait ressenti la même chose. J'étais son premier enfant et elle se disait: « Cela va-t-il jamais finir? », « Cela ne s'arrêtera jamais! ». Elle se sentait impuissante et vulnérable, exactement ce que je me souviens avoir ressenti à ma naissance: totalement impuissante. En plus, j'ai été blessée par les forceps. Je suis convaincue que cela a joué un rôle majeur dans mon *pattern* de lutte, selon lequel on cherche constamment à être en contrôle pour ne pas être blessé. Je ne me suis jamais permis de laisser paraître ma vulnérabilité ou ma faiblesse parce que j'avais peur que les gens en profitent pour me faire du mal, physiquement ou psychologiquement.

Mon stage d'entraînement de respiration consciente à New York terminé, je pouvais encore entendre les mots de Bob Mandel, un des *coachs* : « Il n'y a pas de danger à s'effondrer, c'est ce qui nous permet de constater que nous sommes de nouveau entiers. » Et je me disais : « Oh ! non, *il y a* danger à s'effondrer, quelque chose de terrible va survenir. » Mais j'avais fait tant d'entraînements, deux ou trois par semaine pendant des mois, que j'étais en train d'évacuer beaucoup de déchets psychiques et, en fait, je me suis finalement effondrée, même si je résistais à ce qui allait venir. Les choses sont devenues encore plus difficiles quand j'ai eu un accident de voiture. J'étais si effrayée que je n'en dormais plus. J'ai pleuré tous les jours pendant une dizaine de mois. J'étais en pleine pulsion de mort et j'étais très dépressive ; je pensais à la mort tout le temps. J'ai réellement perdu le contrôle à cette époque. Je cachais mes sentiments parce que je ne me sentais pas suffisamment en sécurité pour les partager avec d'autres. J'avais aussi beaucoup d'émotions refoulées, ce qui ne faisait qu'amplifier le malaise. C'était un moment très difficile mais aussi très enrichissant, car j'étais en train de dissoudre, en grande partie, mon *pattern* de lutte que j'avais acquis à la naissance. Non, il n'y a pas de doute, c'était une période des plus dures, mais elle marque un point tournant extraordinaire et positif de transformation dans ma vie.

Le *pattern* du triangle

Le *pattern* du triangle est une caractéristique commune à bien des relations. Beaucoup de gens se sentent régulièrement attirés par des personnes déjà engagées avec d'autres. Celles-ci, déjà prises, semblent beaucoup plus intéressantes que celles qui sont libres. Cela devient un jeu de séduction et de conquête. Après la conquête, par contre, le séducteur se désintéresse de la relation, y met fin, et se tourne vers une nouvelle aventure ; entre-temps, un mariage ou une union engagée aura sans doute été détruit et des cœurs, brisés. Cela se produit tous les jours et c'est un des facteurs responsables du taux de quelque 50 % de divorces actuellement en Amérique du Nord. Le séducteur aux prises avec un *pattern* du triangle est invariablement inconscient des mécanismes qui le poussent à agir; il confond son comportement avec l'amour véritable, s'imagine qu'il s'agit d'une idylle inspirée, ou encore carrément l'œuvre de la destinée: « Ce qui nous arrive est plus grand que nous! »

Le *pattern* du triangle se manifeste également dans les amitiés. Prenons l'exemple de deux femmes, deux grandes amies, et d'une troisième qui vient s'immiscer dans leur amitié; cette dernière finit par déloger l'une des deux grandes amies qui devient alors l'*autre*. Il est rare que ces affronts soient infligés aussi ouvertement; ils sont plutôt dissimulés et perpétrés sous les apparences de la bonne volonté et de l'innocence. La réelle intention, cependant, est ni plus ni moins d'éliminer la concurrence, et s'accomplit dans la séduction, les insinuations malveillantes et les allusions subtiles destinées à miner la confiance et l'intimité qui s'étaient installées au départ entre les deux premières amies.

Les lieux de travail ont également leur large part de triangles. Pourquoi? Parce que l'argent, la reconnaissance et la possibilité de promotion sont des avantages puissants aux yeux des adeptes du triangle. Une employée, proche du patron ou du superviseur, risque d'être observée – de façon très intéressée – par un collègue. Cet employé jaloux essaie d'entrer dans les bonnes grâces de son patron, tout en disant ou en faisant tout ce qu'il peut pour saboter la réputation de l'employée favorite, reconnue comme compétente, énergique et honnête. Il est possible que l'employé jaloux ouvre le feu en répandant des médisances ignobles; son intention est de mettre sa collègue hors d'état de nuire, puis d'occuper le vide ainsi créé. Il aura même une récompense: une promotion, un meilleur salaire, des avantages sociaux, etc.

Les relations en triangle existent dans tous les milieux: politique, universitaire, médical, de recherche, religieux ou caritatif, entre frères et sœurs ou entre parents et enfants, bref, dans d'innombrables situations. La personne qui entretient un *pattern* de triangle éprouve un sentiment d'impuissance et de faible estime de soi. Plutôt que d'avoir confiance en sa propre capacité de créer des relations responsables et solidaires, quelle que soit la situation dans laquelle elle se trouve, elle tente de s'interposer entre ceux qui ont déjà installé une telle relation. Au lieu de créer d'elle-même les conditions de ce qu'elle désire, elle rivalise avec ceux qui semblent être rendus là où elle veut se rendre et tente d'usurper leur place.

Cette façon de se comporter résulte d'un sentiment d'inadaptation et d'un besoin de se mettre en valeur. Les racines de ce *pattern* remontent souvent dans l'enfance si, par exemple, un enfant est favorisé au détriment d'un autre, ou quand les parents semblent préférer un fils, et que l'autre fils se sent exclu. Étant donné que cet enfant n'a pas accès à la relation privilégiée dont jouissent ses frères et sœurs ou ses parents, il tente alors de la déprécier, et ainsi il gagne par défaut. Les premiers jours d'école peuvent également constituer un terrain fertile au *pattern* du triangle, qu'il se manifeste en classe ou dans la cour, là où les clans d'amis se forment.

Aussi détestable que puisse paraître ce comportement, il découle réellement d'un sentiment de ne pas être aimé ou d'être rejeté. Mais l'observateur attentif y décèlera un appel à l'amour et à l'acceptation qui devra être accueilli avec honnêteté et compassion. Attention, cependant, s'il n'est pas reconnu et traité, ce *pattern* est un élément perturbateur non seulement pour les gens de l'entourage, mais également pour la personne elle-même, qui récolte des résultats contraires à ceux qu'elle recherche et qui s'enfonce encore plus chaque fois dans son sentiment d'isolement et de dévalorisation.

Le *pattern* de l'inceste

L'inceste étant traditionnellement un sujet tabou dans la plupart des sociétés et des organismes religieux, les actes incestueux suscitent beaucoup de culpabilité dans l'esprit de ceux qui s'y adonnent. La seule pensée de l'inceste fait naître en eux des sentiments de culpabilité, et la majorité des gens répriment rapidement ce type d'attirance. Les enfants, néanmoins, éprouvent souvent une attraction physique mêlée à leur amour pour leurs parents, le plus souvent pour le parent de l'autre sexe que le leur. Cette attirance peut créer, de pair avec l'incontournable intimité physique entre parents et enfants les premières années, une tension intérieure chez l'enfant à mesure qu'il grandit et qu'il devient de plus en plus conscient de ses pulsions sexuelles. En général, tôt ou tard, le parent met fin aux contacts physiques rapprochés avec l'enfant, précisément à cause du tabou de l'inceste. Un père qui a l'habitude de jouer avec sa petite fille se rendra compte un jour que la poitrine de celle-ci commence à se développer; il arrêtera simplement ses jeux. Sa fille, toutefois, pourrait bien prendre cette attitude pour du rejet ou de la désapprobation et recevoir le geste comme une gifle à son estime personnelle, celle de la personne qu'elle est et de la femme qu'elle sera. Si son père ne lui explique pas pourquoi il ne la touche plus, elle sera désorientée et renfermée affectivement.

De plus, ces sentiments subtils et sensuels que partagent parents et enfants sont aujourd'hui interdits et tabous, ce qui crée de la frustration et une impression de perte. Cette façon d'aborder la sexualité dans la famille n'est pas naturelle et soulève chez l'enfant des questions auxquelles on ne répond pas sur la sensualité, la sexualité et l'intimité. Quand les émotions sont réprimées et que ce qui doit être dit ne l'est pas, un climat d'aliénation, voire d'hostilité, s'installe. La peur de la sexualité et de l'inceste génère également de l'embarras, ce qui compromet une communication ouverte et honnête entre parents et enfants, de même qu'avec les autres membres de la famille.

L'enfant, devenu adulte, ne manque pas d'être affecté dans sa vie sexuelle par ce qui précède. Il n'y a pas de doute que cela crée des problèmes dans les relations où il est engagé. Généralement, l'esprit réagit aux situations présentes sur la base d'événements *similaires*, ou situés *plus tôt*, par rapport à ceux qu'il a vécus dans le passé. Si, chaque fois que nous enfourchons notre vélo ou que nous montons dans notre voiture, nous devions penser consciemment à chaque geste qui mène au geste suivant afin de mettre le véhicule en marche, nous passerions le plus clair de notre temps dans un stationnement! Heureusement, après quelques pratiques, faire rouler notre véhicule devient un réflexe instantané qui ne requiert presque pas d'énergie mentale ni de concentration. Cette habitude d'épargner temps et énergie repose sur le principe de fonctionnement du *plus tôt, similaire*. Les difficultés surgissent quand ce mécanisme est appliqué dans des contextes inappropriés, par exemple dans les relations de couple.

Après avoir bien profité de la liberté et de la passion des débuts, les deux jeunes amoureux pensent à vivre ensemble, et même à se marier. C'est là que l'excitation et la sensualité d'une nouvelle histoire d'amour sont graduellement supplantées par les responsabilités et la routine de la vie familiale, une nouvelle vie qui paraît *similaire* à la vie de famille vécue *plus tôt*, dans l'enfance. Alors que le mécanisme fait son œuvre, les amoureux passionnés se mettent de plus en plus à ressembler à une maman et à un papa, à un frère et à une sœur. Quelle que soit la façon dont l'esprit relie inconsciemment les choses, ce qui ressort du mécanisme *plus tôt, similaire*, transposé dans les relations de couple, c'est une association inconsciente avec le tabou de l'inceste.

Il n'y a pas de doute que, pour la plupart des hommes et des femmes, il n'y a rien de moins aphrodisiaque que la pensée de faire l'amour avec son père ou sa mère. En effet, difficile de trouver aussi peu excitant. Pourquoi ? Non pas que les parents soient des gens repoussants en soi, mais parce qu'il existe certains conditionnements sociaux ou religieux, des émotions réprimées, de la frustration et de la culpabilité que nous avons refoulées au moment où nous avons eu des désirs incestueux. Une fois le *pattern* de l'inceste installé dans une relation de couple, même une pleine et heureuse vie sexuelle peut être réduite à néant. Rapidement, le partenaire dont la seule présence était si excitante auparavant risque maintenant de devenir rebutant, et ce qu'il avait jusqu'ici d'attirant est devenu répugnant. Bien entendu, cela fait beaucoup de mal à la relation, surtout si le partenaire qui n'a pas le *pattern* de l'inceste a de grands besoins sexuels. Cela peut également être pour lui une gifle cinglante à son estime personnelle, l'amenant à douter de lui-même et à se demander : « Pourquoi ne veut-elle plus de moi ? Qu'est-ce qui ne va pas chez moi ? »

Toutefois, si les deux partenaires ont le *pattern* de l'inceste, au moins l'absence de désir est mutuelle. Quand c'est le cas, on a tendance à mettre la perte mutuelle d'intérêt sexuel sur le compte de la fatigue, du surplus de travail, de la perte d'intimité due à la présence de jeunes enfants, du vieillissement, de la trop grande familiarité résultant de la promiscuité, etc. Ce sont là des justifications qui ne pèseraient pas lourd aux yeux de beaucoup de parents de famille nombreuse qui ont continué à avoir une vie sexuelle active et épanouie jusqu'à un âge avancé.

Il y a trop d'exceptions pour arguer qu'une perte d'appétit sexuel est quelque chose de normal dans une relation à long terme. Certains couples demeurent chastes par accord mutuel, et leur relation est tout aussi riche et épanouissante. Les deux partenaires s'aiment et ne vivent pas de frustration liée à une panne de désir sexuel. Mais si un partenaire – ou les deux – se sent privé de sexualité à cause de l'effet refroidissant du *pattern* de l'inceste, il est très probable qu'il aura recours à des aventures extraconjugales. Étant donné que les aventures mènent souvent à des ruptures, on peut dire sans risquer de se tromper que le *pattern* de l'inceste joue un rôle significatif dans le taux de divorce actuel de quelque 50 % en Amérique du Nord.

Vaincre le *pattern* de l'inceste nécessite avant tout d'une personne la volonté de faire face à elle-même avec honnêteté, et d'admettre l'existence de tous les désirs sexuels refoulés ou toutes les relations incestueuses réelles avec ses parents ou avec d'autres membres de sa famille. Cela peut être embarrassant au début en raison de la culpabilité associée à un tel sentiment. Toutefois, tout comme les pensées ne sont que des pensées, les sentiments ne sont que des sentiments et les désirs, que des désirs. Toutes ces circonstances subjectives ne sont que des phénomènes passagers et nous ne devons pas y voir quelque signification que ce soit. Cependant, y résister ou essayer de les fuir ne les fait que mieux *coller* à la psyché et au corps, où elles font des ravages dans notre santé mentale et physique, ainsi que dans nos relations.

Le Soi (*paramatman*) se compare à un écran de cinéma sur lequel l'esprit projette un flot incessant d'images. Ces images ne sont significatives et vraies que dans la mesure où nous choisissons de les rendre vraies. En réalité, le Soi n'est pas touché par ce flot d'images, tout comme l'écran cinématographique n'est pas affecté par le drame ou la comédie qui se joue sur sa surface. Comprendre cela nous permet d'aborder calmement ce qu'il y a de séduisant ou de déplaisant dans les images que notre esprit projette sur l'écran du Soi, et de les accepter. Nous pouvons mieux nous départir de ce lourd fardeau de culpabilité que nous nous sommes créé, et de la sempiternelle variété de pensées, sentiments et désirs inacceptables que notre esprit abrite. À mesure que nous en venons à comprendre que nos sentiments et désirs incestueux refoulés ne sont pas terrifiants, mais tout au plus matière à peine signifiante de l'esprit, il est désormais plus facile de les laisser remonter à la surface afin de les libérer.

La respiration transformationnelle est en ce sens un outil fort utile. En reconnaissant notre propre *pattern* de l'inceste, en l'acceptant honnêtement et en pratiquant la respiration consciente, nous pouvons libérer les sentiments latents de frustration, de douleur, de tristesse, et nous guérir de ce conditionnement négatif. Les entraîneurs en respiration consciente ont guidé un grand nombre de couples qui suivaient un entraînement centré sur la sexualité et l'aventure amoureuse, en travaillant sur le *pattern* de l'inceste avec la respiration transformationnelle afin d'éliminer la culpabilité latente et les émotions refoulées. Il est fréquent que nos participants nous disent avoir redécouvert la même passion que celle qu'ils ont vécue des années auparavant en rencontrant leur conjoint pour la première fois, et que leurs désirs sexuels qu'il croyaient morts depuis longtemps se sont réveillés.

Le *pattern* de contrôle

Le moteur du *pattern* de contrôle est la peur. La domination des gens et des environnements en est le carburant, et il a pour but de manipuler le comportement des autres aussi bien que le dénouement des événements. La disposition d'esprit qu'il présente correspond à : « Ma manière est bonne, la tienne est mauvaise » ou « C'est ma manière, bonne ou mauvaise », et il tire ses racines de la dualité et du sentiment d'être à part. C'est un *pattern* qui se manifeste en toute circonstance, de la vie religieuse et politique jusqu'à la couleur du papier hygiénique dans la salle de bain.

La rigidité est la position naturelle de celui qui veut tout régenter, qui a du mal à s'adapter aux points de vue, aux valeurs et aux goûts des autres. Même le langage de son corps est rigide et étriqué, plutôt que détendu, souple et fluide. Il éprouve aussi une tension intérieure, une sorte de retenue, une résistance innée envers tout ce qui se présente, ainsi qu'un certain automatisme à l'égard de ce qui est acceptable ou de ce qui ne l'est pas. Ce dominateur est aux prises avec une dualité subjective du bon et du mauvais, du bien et du mal, du permissible et du non permissible, et cela l'amène à diviser en deux camps tout ce que la vie lui offre.

Malheureusement pour lui, la réalité, c'est que la vie *est*, simplement, et résister à *ce qui est* entraîne un stress énorme, tant pour celui qui résiste que pour son entourage. Le sentiment qui sous-tend le *pattern* de contrôle est fait d'isolement, d'aliénation et de tension, d'une impression d'être exclu de toute relation ; alors qu'une façon ouverte et accueillante de vivre *ce qui est* est la base même d'être en relation avec les autres.

Tout le monde a eu l'occasion de se trouver en présence d'une personne qui veut tout régenter : on a continuellement l'impression de subir une évaluation en cours. « Ce que je dis est-il correct ?, Mon comportement est-il acceptable ? Suis-je assez bon ? » Ce ne sont là que quelques exemples de réflexions timorées qui peuvent surgir au contact d'une personne qui a un *pattern* de contrôle. L'atmosphère psychique, souvent suffocante, tue la spontanéité naturelle et l'expression, et provoque des erreurs et des ruptures.

C'est parce qu'ils se sentent mal dans leur peau et dans leur univers que ceux qui ont ce *pattern* cherchent à assurer leur sécurité. Pour ce faire, ils se battent pour obtenir le contrôle sur leur environnement et sur les personnes qui les entourent. Se sentir en sécurité dans son corps et dans son milieu est certainement un état naturel auquel la plupart d'entre nous aspirent. En grandissant dans un environnement stimulant, avec des soins, des parents non violents, on porte en soi une sécurité intérieure dont on disposera en tout temps et devant quiconque. En revanche, si, enfant, on a été déraciné, traumatisé, abandonné ou critiqué fréquemment et durement, on grandira dans la peur et l'absence de sécurité. Le contrôle, dans ce cas, devient la stratégie la mieux adaptée pour s'assurer un environnement sûr ; dominé et blessé par les gens et les événements durant l'enfance, on prend inconsciemment cette résolution : « Je ne serai plus jamais dominé, mais je vais dominer et me protéger. » Ce qui revient à dire : « Je vais contrôler mon environnement en tout temps et en toute circonstance », un but impossible à atteindre. À un coût personnel très élevé en termes d'énergie, de stress et de rapports avec les autres, la personne dominatrice essaie de contrôler l'incontrôlable : la vie elle-même.

L'agression sexuelle dans l'enfance révèle un aspect particulier du *pattern* de contrôle, qui se manifeste lors de relations sexuelles à l'âge adulte. Les enfants sont par nature sensuels, et ils peuvent éprouver des pulsions sexuelles susceptibles de leur attirer des agressions sexuelles. Bien sûr, les enfants ne sont pas responsables de leurs rapports sexuels avec des adultes ; c'est à l'adulte qu'il revient de dominer ses désirs et de voir à ne pas provoquer de rencontre sexuelle avec l'enfant. Malgré cela, l'enfant grandira sans doute avec des sentiments de culpabilité à cause d'une expérience sexuelle, incestueuse ou pas, avec un adulte, et ces sentiments contamineront ses futures relations adultes à la manière d'un virus.

Une rencontre entre adultes où l'on use de séduction afin d'exciter son partenaire pour ensuite refuser d'aller jusqu'au bout constitue une forme de domination et de contrôle en contexte sexuel. La culpabilité qu'il traîne depuis l'inceste et l'agression sexuelle empêchent le séducteur de compléter ce qu'il a commencé. Donc, après s'être préparé à faire l'amour mais se sentant coupable en même temps, le séducteur recule et trouve une excuse pour se justifier, par exemple : « Je suis fatigué, je ne me sens pas bien », etc. Dans un environnement qui invite à succomber, la personnalité dominatrice résiste au lieu de s'abandonner, et trouve plutôt une échappatoire. Il y a d'ailleurs un élément de vengeance qui s'exprime dans le comportement d'un séducteur. Aux sentiments de culpabilité s'ajoute la rage d'avoir été agressé sexuellement : la colère d'une victime envers l'auteur de cette agression. Derrière l'excuse « Je suis fatigué... », utilisée afin de briser toute intimité après avoir émoustillé son partenaire, il y a des émotions très violentes. Bien sûr, cette rage refoulée ne s'adresse pas seulement à la personne à qui elle est destinée, elle est dirigée contre tous les hommes et toutes les femmes en général. Tant que cette colère n'est pas reconnue pour ce qu'elle est et qu'elle n'est pas résolue, le séducteur sera incapable de vivre une réelle intimité et de se sentir en confiance avec un partenaire ; il restera aux prises avec un *pattern* de contrôle utilisant la séduction afin de dominer au lieu de communiquer.

Quant à l'adulte qui a commis des agressions sexuelles, on sait aujourd'hui que ce genre d'individu a probablement été victime lui-même de telles agressions dans l'enfance et qu'il exprime sa culpabilité et sa douleur refoulées. L'auteur de ces agressions est mû par un besoin inconscient de trouver un remède aux agressions que d'autres lui ont fait subir. Consciemment, il peut inventer des justifications à ses actes, par exemple le concept de l'amour homme-garçon, mais la réalité sous-jacente n'est pas la joie du sexe, comme il l'affirme, c'est plutôt la souffrance de l'abus, qu'il nie.

De plus, ses sentiments de culpabilité, liés aux agressions qu'il a subies lorsqu'il était enfant, peuvent être si puissants qu'il est devenu un agresseur dans le but d'accumuler le plus de culpabilité personnelle en guise d'autopunition et d'autocondamnation. Tantôt il fait payer les autres, souvent des enfants, pour ce qu'il a souffert dans son enfance, installant ainsi un *pattern* de vengeance, tantôt il peut se sentir si affaibli psychiquement et si meurtri d'avoir été forcé à participer à des rapports sexuels contre son gré qu'il est poussé à se proclamer physiquement et sexuellement au-dessus de la faiblesse et de la vulnérabilité. Il se venge ainsi en « faisant aux autres ce qu'on lui a fait », tout en renforçant son pouvoir personnel à la fois par la domination qu'il exerce et les souffrances qu'il inflige. Il s'agit là de la forme la plus virulente du *pattern* de contrôle.

Enfin, l'agresseur ne cherche pas nécessairement la vengeance; il est plutôt en quête de réponses et d'un remède à sa douleur et à sa confusion quand il fait avec des enfants ce qu'un ou des adultes ont fait avec lui. Étant donné que sa sexualité avec les adultes est inhibée, il cherche un exutoire avec les enfants, lui qui est psychiquement bloqué dans sa propre enfance, bien que vivant dans un corps d'homme. Son développement intérieur s'est arrêté; il tente de résoudre sa tension intérieure et d'éliminer cette impasse en recréant de façon répétitive des scénarios évoquant ses expériences d'enfant.

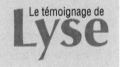
Le témoignage de **Lyse**

Les impressions profondes qui causent nos *patterns* négatifs sont liées au système nerveux, à la mémoire cellulaire et à l'inconscient. C'est là qu'elles sont logées à l'intérieur du corps-esprit. Trois lois gouvernent les *patterns*: la loi de l'attraction, la loi de la projection et la loi de la manifestation. Ce sont trois principes de fonctionnement distincts, bien qu'interreliés.

La première loi, celle de l'**attraction**, est le fait d'attirer ce qui nous est similaire. Nous sommes attirés par ce que nous connaissons, que ce soit agréable ou douloureux, beau ou affreux. Les restaurants dans notre ville peuvent être innombrables, mais nous fréquentons toujours les deux ou trois mêmes; ce ne sont peut-être pas les meilleurs, mais nous les connaissons et nous y retournons. Il peut y avoir six nouveaux chandails de qualité dans notre placard, nous remettons toujours et encore le même bon vieux chandail, même si les manches sont trouées. Plus sérieusement, si par exemple une femme a été ridiculisée et dépréciée toute son enfance par un père violent, elle risque, à l'âge adulte, d'attirer des hommes qui possèdent les mêmes détestables traits. En fait, nous sommes inconsciemment poussées vers des hommes qui possèdent à peu près les mêmes caractéristiques négatives que notre père. Cela peut paraître insensé, mais c'est très fréquent dans les relations.

La deuxième loi est celle de la **projection**. Par exemple, nous avons très peur de devenir alcooliques parce que notre père était alcoolique. Coïncidence, notre conjoint aime bien boire un scotch chaque soir. Guidées par notre peur de cette maladie, nous nous mettons à mesurer le contenu de sa bouteille de scotch. Peut-être projetons-nous que notre partenaire est alcoolique, alors qu'en réalité il ne fait que se détendre chaque soir avec un verre de scotch.

La troisième loi, celle de la **manifestation**, découle de la loi de la projection. Dans le cas précédent, où le conjoint aime bien prendre un verre d'alcool chaque soir, la conjointe aurait pu littéralement créer un alcoolique. Si on commence à lancer des commentaires tels que: «Je sais que tu as un problème d'alcool» et qu'on y met beaucoup de pression, on risque de créer de toutes pièces le même problème que celui qu'on cherche à éviter. Et quand notre stress personnel rebondit sur le stress personnel de notre conjoint, créant la tension même qu'il tente de dissiper en buvant son scotch tous les soirs, qui le blâmera de se dire: «Je peux très bien devenir alcoolique de toute façon puisqu'elle ne me fait pas confiance et pense que je suis déjà alcoolique.»

Le même scénario peut se dérouler dans le cas de personnes qui ont peur d'être trompées. Imaginons que notre père était un homme d'affaires qui avait des aventures galantes quand il était au travail. Craignant que tous les hommes soient des tricheurs, il est possible que nous attirions et épousions un homme infidèle, ou qu'au contraire nous projetions nos craintes sur un mari honnête et fidèle. S'il reste tard au bureau en raison d'une réunion ou parce qu'il doit s'entretenir avec son comptable, on se dit qu'il ne peut pas travailler aussi tard, qu'il a peut-être une maîtresse, qu'il doit être avec quelqu'un d'autre, etc. Nous risquons alors de projeter notre peur de façon si intense qu'en fait, nous finissons par la rendre légitime, car notre partenaire finirait par tenir le raisonnement suivant: «Je peux très bien avoir une aventure sexuelle, de toute façon elle ne me croit jamais et chaque fois que je reviens tard du travail, c'est la bagarre.»

Ces trois lois – l'attraction, la projection et la manifestation – sont interdépendantes et se présentent dans diverses combinaisons pour alimenter nos *patterns*. Dans notre Programme de leadership, où chacun a un coéquipier avec qui il travaille, j'ai observé que tout ce qui restait irrésolu entre individus refaisait surface dans la dynamique de groupe. Invariablement, les participants attiraient un coéquipier qui les incitait à revivre leurs scénarios non résolus.

Pour ne citer qu'un cas précis, une participante à l'atelier sur le leadership, Evelyn, avait un frère qui l'avait souvent exploitée. Elle était financièrement à l'aise, tandis que lui n'arrivait à rien. Il avait de solides *patterns* négatifs quant à son argent, à sa vie et à ses relations humaines, qu'il n'avait jamais fait l'effort de guérir. De plus, c'était un expert manipulateur. Il s'organisait pour que sa sœur se dise: «Pauvre Maurice, sa vie est bien dure.» Evelyn, en effet, se sentait triste pour son petit frère;

elle voulait l'aider financièrement et par d'autres moyens, jusqu'à ce qu'il la conduise au bord d'une faillite personnelle. Lui-même, plus tard, a déclaré faillite en incluant dans sa déclaration le plein montant qu'il devait à sa sœur. Au lieu de dire à Evelyn: «Tu es ma sœur et quand les choses iront mieux, je vais commencer à te rembourser», il a entièrement effacé sa dette. Tout cela a effrayé Evelyn, dont la retraite approchait, et qui maintenant était loin d'avoir l'argent nécessaire pour l'assurer. Dans le cours de leadership, elle attirait des gens qui ressemblaient à son frère. L'un des participants, Jack, était carrément un clone de Maurice. Il n'avait pas un sou, mais c'était un bon manipulateur au grand sens de l'humour. Il a réussi à gagner la sympathie d'Evelyn en la convainquant qu'il avait une vie très difficile à cause de ses nombreux soucis et problèmes personnels. Bien sûr, selon la loi de la manifestation, il devait lui demander de lui prêter de l'argent et elle accepterait. C'était le même scénario qu'avec son frère Maurice, à quelques détails près. La situation s'est discrètement prolongée encore quelque temps, jusqu'à ce qu'Evelyn comprenne que Jack se servait d'elle.

En qualité d'animatrice de séminaire, je me rends compte que peu importe les efforts que je consacre à entraîner les gens à s'ouvrir les yeux, la plupart d'entre eux demeurent dans leur dénégation parce qu'ils revivent des événements et des scénarios similaires à propos desquels ils sont lacunaires et inconscients. N'ayant pas réglé le problème à la source, ils reproduisent la même situation, encore et encore, justement pour résoudre le problème. Quand la situation entre Evelyn et Jack s'est révélée au grand jour pendant le Programme de leadership, j'ai demandé à Evelyn: «À qui Jack te fait-il penser?» Elle m'a répondu: «Il ne ressemble à personne que je connais.» Les gens répondent souvent à la question par cette formulation, «personne que je connais», car il n'y a généralement pas de ressemblance physique. Mais quand je leur demande: «À qui cette personne vous fait-elle penser? Je veux dire, du point de vue de l'énergie, pas physiquement», je fais plutôt référence à qui ils sont, à leur comportement, etc.

Je connaissais déjà l'histoire du frère d'Evelyn, car elle me l'avait racontée lors d'une séance privée. Quand même, j'étais renversée que cette femme soit incapable de voir que sa situation avec Jack était exactement la même que celle qu'elle avait vécue avec son frère. Mon travail de *coach* m'autorise à confirmer que «la réalité dépasse la fiction». Il est vrai que nous reproduisons les mêmes mécanismes jusqu'à ce que nous les réglions. Tout le monde le voit, sauf nous-mêmes. Les *patterns* sont faits d'une multitude d'émotions non résolues et de réactions que nous n'avons jamais consciemment observées. Et c'est ainsi que nous continuons d'agir selon les mêmes tendances mentales réactives.

Sans contredit, Jack abusait d'Evelyn. Enfant, elle avait déjà souffert de violences physiques et psychologiques. En fait, la violence faisait tellement partie de sa vie qu'elle avait du mal à le reconnaître quand elle se présentait. Evelyn a été battue régulièrement par sa mère. Elle n'en connaît pas la raison, mais elle a remarqué qu'aussitôt qu'elle osait exprimer un désaccord avec sa mère (Evelyn était la seule de sa famille à afficher ses points de vue), on la frappait. Elle a donc appris que parler franchement et émettre ses opinions était dangereux, et que toute forme d'affirmation de soi est reçue avec une brutalité écrasante. Voilà la raison principale pour laquelle Evelyn est devenue une *carpette* pour son entourage. Les gens lui disaient: «Je ne peux pas bouger, j'ai besoin de ci, j'ai besoin de ça...» et Evelyn obtempérait. Elle est devenue une *âme charitable*, quelqu'un qui est là pour faire plaisir. Dans cet esprit malsain, elle a beaucoup travaillé comme bénévole pour l'Église et pour sa communauté, en laissant les gens se servir d'elle. Même les neveux et nièces de son défunt conjoint en ont profité, la dépossédant d'un héritage de l'entreprise familiale qu'elle a contribué à bâtir pendant dix-sept ans.

D'autre part, Evelyn ne pouvait faire confiance aux hommes. Bien que son père ne l'ait jamais battue, il n'est jamais intervenu pour calmer les ardeurs violentes de sa femme. Au contraire, il la regardait battre sa fille, et même s'il semblait l'aimer et qu'il la prenait dans ses bras après les *corrections*, il n'a jamais rien fait pour la défendre. Evelyn a donc grandi avec un sentiment très médiocre de son identité et de sa valeur. Elle n'avait pas idée de ses propres limites, aucune conviction du type «J'existe et j'ai mon propre espace privé, personnel». La seule façon pour elle de trouver un espace personnel était de s'isoler. Ainsi, elle se retirait seule dans son appartement, après s'être sentie étouffée et perdue en compagnie d'autres personnes. Comme elle a été, quand elle était bébé, en incubateur, son appartement fonctionnait beaucoup comme un incubateur dans lequel elle pouvait se réfugier afin de respirer et de se sentir bien de nouveau.

Dans le Programme de leadership, Evelyn a appris à être plus assurée, plus directe, et à ne pas dire oui à Jack aussitôt qu'il lui demandait quelque chose. Ils ont travaillé ensemble dans les mêmes équipes pendant près de deux ans et demi. C'est ce qu'on appelle se côtoyer, travailler en commun dans le même environnement pendant un bon moment. Evelyn a fini par devenir prudente et ne laissait plus Jack l'envahir avec ses histoires. Je lui ai fait écrire des lettres entières sur son frère Maurice. Je l'ai lancée dans un vaste processus de pardon, qui inclut le fait de se pardonner à elle-même d'être une *carpette* et d'être trop naïve. Evelyn avait également un *pattern* de culpabilité, dont son frère avait tiré tout ce qu'il était possible d'en tirer. Il avait une façon très habile de la manipuler en tirant les ficelles du «pauvre moi», et elle tombait invariablement dans le panneau. Son *pattern* de culpabilité la poussait à lui accorder le soutien qu'il réclamait, même à son propre détriment. Elle était le sauveur classique.

Aujourd'hui, elle a guéri en grande partie et elle a appris à être plus franche avec les hommes, à communiquer, à reconnaître son espace et ses frontières, à constituer et à respecter ses propres limites. Elle est plus assurée maintenant dans ses relations: elle dit oui quand elle pense oui, et non quand elle pense non.

Quant à Jack, il a finalement dû affronter la vérité dans un séminaire où Duart lui a demandé: «Qui es-tu... vraiment?» Il ne s'en est pas seulement pris à Evelyn avec ses tactiques de manipulation, d'autres également en ont été victimes. Ceux qui avaient du mal à distinguer la vérité de la manipulation étaient ses dupes. Il se servait de ses problèmes de victimisation (il a été physiquement et sexuellement agressé dans son enfance) pour s'attirer la pitié des gens. Il savait utiliser leur bonne volonté de manière qu'ils proposent eux-mêmes de le sauver. Bien sûr, ces offres ne lui étaient pas du tout utiles, toute cette générosité équivalant à la bonté de celui qui encourage un drogué en lui donnant de l'argent. Jack se servait de sa souffrance pour faire son chemin parmi les gens; il n'en était pas pleinement conscient parce qu'il a lui-même été tellement victime de violence. Il pensait simplement qu'il s'agissait là des règles du jeu: «Fais tout ce que tu peux pour obtenir tout ce que tu veux, quand tu le veux, de qui tu le veux.»

Jack était aussi un médium, intuitif et doué. Il pouvait lire dans les pensées des gens et savoir ce qu'ils aimaient. Il scrutait leurs paumes et leur disait des choses étonnamment précises. Il était tout à fait clairvoyant. Mais ses aptitudes intuitives, combinées à ses *patterns*, faisaient que les gens autour de lui avaient du mal à distinguer le vrai du faux. Il s'arrangeait pour que ses emprunts d'argent restent discrets et totalement privés, et ainsi plus personne ne comprenait ce qui se passait. Finalement, des gens ont démasqué cette stratégie et se sont mis à parler tout haut et à faire directement face à Jack. Les problèmes d'Evelyn avec lui commençaient déjà à être connus et, à un moment donné, une participante nommée Micheline s'est exclamée: «Mon Dieu! Est-ce qu'il dit la vérité ou est-ce que c'est un tricheur, un manipulateur?» Le masque secret de Jack commençait à s'effriter.

Le jour où Duart lui a demandé qui il était vraiment, Jack s'est mis à trembler de la tête aux pieds. Je crois que personne ne l'avait jamais regardé comme Duart le faisait à ce moment-là, car il resta silencieux pendant de longues minutes à réfléchir à cette question. Après cette rencontre, Jack a quitté le Programme de leadership.

Environ un an plus tard, il revenait et, à notre grande surprise, sa vie était entièrement transformée. Au début, il avait réellement touché le fond; il vivait de l'aide sociale et il était si fauché qu'il logeait dans une petite chambre dans la maison de sa sœur. Toutefois, il voulait devenir sérieux et il a entrepris de régler ses problèmes. Il continua donc son travail sur lui-même en utilisant les outils qu'il avait connus avec nous, en particulier ceux du processus du pardon et la respiration consciente.

Il a atteint plusieurs de ses buts et est devenu guérisseur en se servant de son expérience en respiration consciente et d'autres techniques qu'il connaissait. Il travaille également avec des groupes de personnes défavorisées et joue un rôle de leader lors de leurs conseils. Il s'est engagé dans une relation amoureuse avec succès. Il a quitté la maison de sa sœur pour emménager dans une maison de ville située dans un quartier agréable. Et il est devenu père.

La vie de Jack était transformée. Néanmoins, nous avions des doutes sur sa capacité de guérir. Nous le trouvions plus attentif à ses combines de «pauvre moi, victime» qu'aux changements positifs. Peu à peu, cependant, il est devenu conscient de ses mécanismes, les autres participants s'adressant à lui froidement et signalant ses combines cachées. Quand il a perdu leur confiance à la suite de son échange avec Duart, il a été obligé de se regarder en face, et ça a été dur. Quoi qu'il en soit, cet épisode a été un point tournant dans sa guérison.

De cette histoire, nous pouvons tous tirer de bonnes leçons car nous ne savons jamais quand ni comment la guérison va se présenter. Nous ne pouvons que continuer d'y travailler, de nous purifier, de défricher. Pour certains, la guérison de leurs *patterns* majeurs arrive rapidement, en un week-end ou même en une seule séance de *rebirth*, tandis que pour d'autres, elle peut prendre des années. Il n'empêche que cela vaut la peine, les autres possibilités étant pires: nous cramponner à nos *patterns* risque de nous coûter l'amour, la santé, nos amis et nos parents, notre carrière, notre expression, notre vitalité et même notre vie.

Pour ce qui est d'Evelyn, elle a de bonnes raisons d'être fière d'elle-même. Elle est retournée aux études, bien qu'elle ait plus de 60 ans, et elle a décroché un diplôme. Elle fait aussi du travail de guérison. Elle fait ce qu'elle aime et aide les gens à guérir en même temps qu'elle approfondit sa propre guérison. Elle traverse actuellement la phase de la guérisseuse blessée, c'est-à-dire qu'elle se guérit en donnant aux autres, avec le plus grand soin, des massages et d'autres techniques qu'elle a apprises. Elle est également *coach*. Elle sent qu'elle a réellement trouvé sa vocation. Elle m'a raconté que, du temps où elle était à l'aise financièrement, elle se promenait le long de l'océan près de sa maison, aux États-Unis. Il lui arrivait parfois de pleurer et de prier Dieu en disant: «Il faut que j'aie une vocation pour être sur cette terre, et je sais qu'un jour, je la trouverai. »

Aujourd'hui, sa vie est beaucoup moins compliquée ; elle a un conjoint qu'elle aime et elle est plus heureuse que jamais. Et puis, elle a drôlement rajeuni physiquement, mentalement et affectivement ; même son corps semble beaucoup plus jeune. Elle a neutralisé un problème de cholestérol et une mauvaise condition cardiaque qui l'avaient empoisonnée toute sa vie et qui ne nécessitent maintenant plus de médicaments. Elle s'est libérée d'une importante accumulation de ressentiment et de peur : peur de vieillir et ressentiment envers son frère et sa famille. Elle a trouvé une profonde richesse dans ses relations avec les autres, tant en leur offrant son soutien qu'en s'autorisant elle-même à en recevoir. Elle dit que sa vie est actuellement plus débordante que jamais et, en même temps, beaucoup plus simple.

Bref, le fait d'éliminer les *patterns*, ces mauvaises herbes qui empoisonnent nos vies, exige d'abord de les reconnaître pour ce qu'ils sont et d'admettre qu'ils sont en nous. Il faut ensuite renoncer à notre attachement à nos *patterns*, en comprenant que les gains à court terme qu'ils apportent aboutissent, à long terme, à la misère. L'exigence ultime est l'engagement que nous prenons, sans réserve ni hésitation, à les guérir.

Chapitre 4

L'estime de soi
et la loi personnelle

Une faible estime de soi est la principale condition qui sous-tend notre défaitisme, notre médiocrité et nos *patterns* autosaboteurs. Là où il y a des suicides, des dépendances, des relations éclatées et une multitude d'autres crises que nous traversons, on trouve également une mauvaise perception de soi. De plus en plus, les gens qui travaillent dans les services d'aide reconnaissent que le fait d'améliorer les circonstances extérieures de la vie d'une personne donnée, bien que louable et nécessaire, équivaut à peine à l'effet d'un bandage, à moins que cette personne ne développe un meilleur sentiment d'elle-même et une estime de soi plus saine et plus élevée.

Qu'est-ce que l'estime de soi?

Qu'est-ce exactement que l'estime de soi et qu'entendons-nous par une haute ou une basse estime de soi? Examinons le terme lui-même. Il faut d'abord distinguer les notions «soi» et «Soi». Dans la philosophie du yoga, le soi avec un s minuscule signifie le soi empirique, ou ego, tandis que le Soi avec un S majuscule désigne la Conscience pure et transcendantale qui se situe hors d'atteinte des sens et de la pensée. Le grand Soi est notre ultime et véritable nature, alors que le petit soi est notre nature relative, temporelle et humaine. Le Soi supérieur est la source de l'esprit, en même temps qu'il transcende la portée de l'esprit, tandis que le soi inférieur est un produit de l'esprit dont il est inséparable. L'estime de soi appartient au domaine du soi inférieur parce qu'elle est liée à l'ego.

Le point de départ de l'ego est son étroite identification au corps sous la forme d'une supposition non vérifiée selon laquelle «Je suis le corps». Nous employons le terme «non vérifiée», car il se trouve très peu de gens pour remettre en question cette affirmation; à partir de notre naissance, nous sommes conditionnés à croire que «Je-suis-le-corps», et même la science soulève rarement la question: «Qui sommes-nous, vraiment?» Cette identification primitive du soi avec l'organisme sera renforcée, ou qualifiée, par une multitude de croyances et d'opinions, des caractéristiques physiques ou mentales, des événements historiques, des circonstances sociales et culturelles, etc., qui sur le plan de la collectivité compose la complexe *persona* que nous appelons un être humain individuel.

C'est ce petit et complexe soi qui monopolise 99,9 % de notre attention tout au cours de notre vie; celui dont on s'inquiète tout le temps, qu'on étudie devant le miroir, qu'on habille, celui pour qui on travaille fort et planifie sa retraite. C'est également lui qui est nourri ou négligé, aimé ou violenté dans l'enfance, et c'est encore ce soi empirique qui est submergé par une foule de *patterns* autodestructeurs et d'états négatifs comme la dépression ou l'angoisse.

Où sont les croyances et les attitudes, inconscientes pour la plupart, qui s'infiltrent dans nos *patterns*? Elles proviennent de l'intérieur du corps-esprit. Elles prennent forme dans l'organisme, tant dans le corps physique, l'organisme matériel que nous pouvons voir et toucher, que dans le corps invisible, intangible, énergétique et subtil. Le corps subtil n'est pas accessible directement aux organes des sens et la science ne fait que commencer à lentement reconnaître son existence. Dans la philosophie du yoga, cet aspect subtil de l'organisme ne meurt pas lors de la mort du corps physique, mais il poursuit son voyage évolutionniste vers l'illumination ou la libération. Les termes sanskrit *prana* et chinois *chi* signifient à peu près la même chose : force vitale ou élan vital. C'est cette force vitale, combinée à l'esprit (*chitta*), qui constitue le corps subtil.

Par extension, les *patterns* sous leur aspect subtil sont entraînés avec le corps subtil dans le processus évolutif, et influencent ainsi ses motivations et ses expériences. Lorsque le corps subtil, à cause de problèmes non résolus, d'attachements et d'ignorance, investit un autre corps physique (c'est-à-dire qu'il se réincarne), les *patterns* jouent alors leur rôle en déterminant à la fois le développement de ce corps physique et le type de sensations qu'il éprouvera entre sa première inspiration et sa dernière expiration. Bref, les *patterns* sont essentiellement une vue de l'esprit enfouie dans l'aspect subtil du soi inférieur et ils sont psychologiquement interreliés au corps physique.

En remontant les siècles, on constate que toutes les traditions spirituelles et religieuses ont enseigné que l'âme d'une personne doit se purifier pour pouvoir atteindre son plus haut niveau d'illumination, de libération (*moksha*) ou de salut. À cause de leur ignorance et du stress qu'ils éprouvent, beaucoup de gens sincères et de leaders religieux ont interprété le mot purifier de façon horrible, par exemple le fait de brûler sur le bûcher des femmes qu'on pensait être des sorcières afin de purifier leur âme et ainsi les sauver de la damnation éternelle. D'autres personnes croyaient que jeûner presque jusqu'à la mort, ou se flageller avec des chaînes, était la chose à faire. D'autres encore pratiquaient une abnégation rigoureuse en s'interdisant toute forme de plaisir ou de confort, et se sentaient terriblement coupables au moindre glissement, ou même à la moindre évocation des plaisirs dont ils mouraient secrètement d'envie. Bref, la purification se confondait avec la suppression, la répression et le déni, et on renforçait les *patterns* au lieu de s'en libérer. La répression joue un rôle majeur dans les maladies psychosomatiques et dans les comportements aberrants et antisociaux. Les adages populaires « Ce à quoi tu résistes persiste » et « Ce que tu nies se multiplie » font en quelques mots la synthèse de tous les livres écrits sur le sujet.

Les *patterns* ne se détruisent pas par l'attaque, la suppression ou toute forme de violence sur le corps physique, pas plus qu'ils ne peuvent disparaître par la violence envers la psyché. Le proverbe «L'enfer est pavé de bonnes intentions» décrit le mieux toutes ces approches traditionnelles d'autopurification. Siddhārta lui-même reconnaissait ce fait au moment de son éveil, quand il devint Bouddha. Pendant des années, il s'est soumis à une auto-mortification extrême, son corps physique ressemblant presque à un squelette. À son illumination, il s'est mis à enseigner la voie du milieu, qui consiste à observer une modération en toutes choses et à éviter les extrêmes. Cette approche ferme, quoique bienveillante, lui a valu le titre durable de «l'homme compatissant».

La loi personnelle

La notion de loi personnelle remonte aux premiers jours du mouvement *rebirth* quand des praticiens ont découvert par la respiration consciente que la plupart des gens, peut-être même tout le monde, ont une croyance inconsciente, négative et primale sur eux-mêmes. Cette croyance, c'est la racine commune à tous les *patterns* et à leurs variations que nous portons dans nos psychés. La loi personnelle est à ce point fondamentale qu'elle fonctionne comme une structure primaire de perception à travers laquelle nous voyons le monde et nous-mêmes. Nous n'en sommes pas conscients, même si tout ce que nous voyons en est coloré. Ce serait comme venir au monde avec des lunettes teintées en gris qui n'auraient jamais été enlevées. Nous serions automatiquement convaincus que le monde que nous regardons est gris sans jamais douter de ce fait. Cependant, le jour où nos lunettes glisseraient sur notre visage, nous prendrions conscience que le monde est gris seulement parce que nous le regardons à travers des lentilles colorées en gris, et non parce que c'est sa couleur réelle.

C'est la même chose quand nous découvrons notre loi personnelle. Reconnaître notre loi personnelle est une grande révélation et marque un point tournant dans nos vies. Quand nous comprenons que le fardeau de notre vie est en grande partie notre propre création, nous pouvons dès lors choisir d'assumer la responsabilité de ce que nous vivons, et non plus se sentir victimes des événements. Par exemple, une loi personnelle qui va ainsi: «Je ne suis pas voulu» indique que la personne voit des difficultés et du rejet partout dans sa vie. Cela signifie-t-il pour autant que la vie elle-même est réellement difficile? Bien sûr, le fardeau de la vie existe, mais nous avons le pouvoir de faire face à l'adversité avec grâce et sérénité.

Lorsque nous renoncerons à croire que la vie est difficile, nous serons à même de traverser les hauts et les bas de la vie calmement et dignement. La vie n'est pas en soi difficile ou solitaire, la vie *est*; la difficulté et l'isolement que nous ressentons est quelque chose que nous y ajoutons à titre de fonction de notre loi personnelle. Une fois cela reconnu, on se rend compte qu'il n'y a vraiment personne à blâmer pour nos misères, et que celles-ci proviennent inconsciemment de notre esprit. Qui a dit que nous sommes condamnés à la difficulté, au rejet et à la solitude dans la vie? Nous-mêmes le disons, guidés par une loi personnelle inconsciente comme «Je ne suis pas voulu».

En outre, nous allons également transformer ce *mensonge* profondément enraciné dans une prédiction qui se réalise en nous plaçant dans des situations qui semblent comporter des difficultés ou du rejet. Surtout, restons bien conscients que c'est toujours nous qui expérimentons des difficultés ou des rejets, et jamais la situation elle-même. La conscience de cet état de choses nous libère de l'illusion autodestructrice selon laquelle nous sommes les victimes des circonstances et de notre entourage. Cette notion, une fois intégrée, nous permet de ne plus être à la remorque des événements, et d'aller de l'avant, avec respect à l'égard des situations et des personnes dans notre vie. Elle nous permet aussi de tourner le dos à l'impuissance et à la résignation pour aller vers plus de motivation, de créativité, et un plus grand pouvoir personnel.

Si les comportements et les *patterns* négatifs sont des mauvaises herbes qui empoisonnent nos vies, la loi personnelle est la racine qui nourrit toutes ces mauvaises herbes. Ce mensonge primal apparaît souvent durant l'accouchement, mais il peut également se manifester au cours de la petite enfance. Une troisième possibilité veut qu'il s'agisse d'un vestige d'une incarnation précédente (selon la théorie de la réincarnation), mais, bien sûr, cela reste difficile à prouver.

En ce qui concerne la naissance, on ne compte plus les personnes qui se sont souvenues du traumatisme de leur accouchement en pratiquant la respiration consciente. Elles disent avoir vu un lien direct entre ce moment critique et difficile où elles étaient sur le point de prendre leur première inspiration, et la formation de leur loi personnelle. Par exemple, si leur naissance a causé un long et difficile travail nécessitant des forceps, il semble que ce soit à ce moment qu'elles ont pris une décision inconsciente et fondamentale qui ressemble à: «Je ne suis pas assez.» Cette décision sera leur loi personnelle. Mais étant donné que cette loi établit que ce qu'ils sont est inapproprié, leur vie sera donc une lutte, chaque défi auquel ils feront face sera vécu comme tel. Même les petits défis seront ressentis comme une lutte après avoir été filtrés par ce mensonge primal.

La loi personnelle est également un milieu fertile pour une foule d'autres *patterns*. Par exemple, si nos parents ne s'aiment plus et décident de se séparer, et que notre père quitte la maison pour aller vivre dans une autre ville, alors la douleur causée par cette apparente désertion sera amplifiée par une loi personnelle du type «Je ne suis pas voulu». Cette amplification nourrira à son tour une tendance à développer un sentiment d'abandon et un *pattern* de départ dans notre propre vie, à la suite du traumatisme du départ de notre père.

Nous transposerons une peur du rejet et de l'abandon dans nos relations d'adultes les plus intimes, qui, elles, se manifesteront en *pattern* de départ, ou en *pattern* d'être délaissé par la personne aimée. De cette façon, notre loi personnelle ajoutera du poids aux incidents dans nos vies qui contribuent à l'implantation d'un *pattern* particulier. Sans un mensonge personnel comme «Je ne suis pas voulu», le départ du père dans notre jeunesse ne se traduira pas nécessairement en un *pattern* de départ dans notre vie adulte. Toutefois, si «Je ne suis pas voulu» est notre loi personnelle, le geste douloureux de notre père déménageant dans une autre ville garantit presque un *pattern* de départ ou d'être délaissé dans nos relations, en particulier si notre loi personnelle affirme que le rejet sera inévitablement présent dans nos relations.

Au cours des séances de respiration transformationnelle, il est fréquent que la source de la loi personnelle apparaisse. Souvent, mais pas toujours, un client revit des fragments du processus de sa naissance, ou encore des incidents oubliés de son enfance qu'il est en mesure de relier à sa loi personnelle. Autrement dit, cette personne découvre comment sa loi personnelle est survenue. Cette information très utile aidera le client à créer une distance entre lui et sa loi personnelle et à y poser un regard objectif plutôt que de continuer à s'y identifier subjectivement. Il s'aperçoit qu'il s'agit d'une simple décision qu'il a prise inconsciemment à la suite d'un incident douloureux vécu à sa naissance ou pendant son enfance.

Cette prise de conscience facilite le processus de libération de la loi personnelle de la psyché. En effet, une fois que nous savons de quoi notre loi personnelle est faite, nous pouvons commencer à nous en départir. Néanmoins, connaître la source de cette perception négative de soi est moins important que le fait d'avoir l'intention ferme de l'éliminer. Guérir de nos lois personnelles requiert un engagement.

Travailler avec un *coach* expérimenté, qui a été entraîné à la loi personnelle et qui a une intuition bien développée, serait le meilleur moyen de mettre le doigt sur nos perceptions négatives de nous-mêmes enracinées. Une série de séances de respiration transformationnelle nous permettra de libérer la charge émotive reliée à notre loi personnelle, et ainsi en diminuer l'influence. Voici maintenant un point important. Si, par exemple, nous devions nous fier à une affirmation positive telle que « Ce que je veux et ce dont j'ai besoin me vient facilement » pour transformer le mensonge inconscient « Je ne suis pas assez », le résultat serait décevant, c'est le moins qu'on puisse dire. Tant que les émotions refoulées qui accompagnent la loi personnelle ne sont pas neutralisées par la respiration, la démarche se réduira à rien de plus qu'à de la pensée positive, ce qui est à peu près aussi efficace que de vaporiser du parfum sur un tas de déchets en décomposition.

La personne qui fait bonne figure pour dissimuler le poids de sa colère ou de sa tristesse crée une aura d'artificialité autour d'elle. Par contre, utiliser des affirmations en association avec la respiration consciente est hautement efficace, comme une puissante combinaison gagnante. Libérer les émotions les plus lourdes par la respiration et atteindre des niveaux plus profonds de paix et de béatitude qui sont au cœur de notre être, tout cela rend naturellement nos perspectives plus heureuses et positives. L'intégration d'affirmations est fondée sur la reconnaissance que la pensée est créative.

Dans l'éventualité où une croyance se manifeste dans l'univers physique, si nous ne transformons pas la puissante et négative idée selon laquelle «Je ne suis pas assez», alors, malgré le travail qui s'est fait sur les émotions refoulées sous-jacentes à cette croyance, nous nous retrouverons à recréer l'expérience de la lutte. En combinant la pratique de la respiration consciente avec les affirmations, nous pouvons à la fois décharger la masse émotionnelle et transformer la vue de l'esprit négative qui se cache derrière.

Le dialogue interne

L'esprit est continuellement engagé dans un dialogue interne[3]. Notre liste de penchants négatifs personnels comporte une part significative de ce dialogue interne. Imaginons l'effet sur l'amour-propre de centaines ou de milliers de pensées négatives, répétées mentalement jour après jour, et qui confirment une croyance primale telle que «Je ne suis pas voulu»! Cela équivaut mentalement et émotionnellement à creuser un fossé pour s'enterrer

---

3. *Self-talk* en anglais. [NDT]

soi-même et mourir. Et pourtant, il s'agit bien du dialogue mental autodestructeur que la plupart d'entre nous entretenons minute après minute, heure après heure et jour après jour. C'est une forme de suicide lent qui tue notre estime personnelle et nous précipite dans un bourbier de misère.

Cependant, seuls ceux qui sont avancés sur le chemin de la méditation ou de la connaissance de soi sont en mesure de faire taire leur dialogue interne pendant des périodes prolongées. Quelques adeptes vivent sans dialogue interne, quel qu'il soit; ils ont maîtrisé leur dialogue interne, leurs pensées ne surgissent qu'en réponse à des situations bien réelles, et même à ce moment, leurs réflexions sont extrêmement calmes, discrètes et puissantes. En yoga, une âme illuminée comme celle-ci est appelée *jnani* (sage véritable) ou *mukta* (celui qui est libéré).

Toutefois, le seul fait de ralentir et de réduire notre dialogue interne aura un effet direct et positif sur notre bien-être mental, émotionnel et physique. Une énorme quantité d'énergie est gaspillée dans ce dialogue interne incessant, une énergie qui sera employée à des fins plus créatrices et utiles à mesure que nous gagnons la maîtrise de nos pensées. Mais tous les dialogues internes ne sont pas entièrement négatifs; ils sont faits en grande partie d'un bavardage mental à peine sensé et de ce qu'on appelle des rêves éveillés, qui néanmoins nous font perdre une énergie précieuse. Le dialogue interne négatif est particulièrement néfaste, car non seulement brûle-t-il de l'énergie, mais il ronge notre estime personnelle à la manière d'un cancer.

Qu'elle soit positive ou négative, la pensée est toujours créative. Si nous nous arrêtons à une de nos pensées assez longtemps, elle finira par se manifester dans notre univers physique. Si nous nous concentrons sur la pensée «Je suis un échec» et la répétons encore et encore sous une forme ou une autre, nous nous mettrons à voir l'échec dans tous les aspects de notre vie. En outre, notre esprit utilisera ces échecs, construits de toutes pièces, comme preuves pour justifier la croyance selon laquelle «Je suis un échec», et pour éviter de prendre la responsabilité de notre vie. La respiration consciente est un outil efficace pour transformer le dialogue interne. Au cours d'une session de respiration consciente et connectée, il vient un moment où le dialogue interne s'arrête, ne serait-ce que pour une courte période. Ces intermèdes de silence intérieur sont hautement profitables, car plus on en vit, plus ils deviennent attirants. Comme un aimant, la puissance de ce silence aspire l'esprit vers l'intérieur, jusqu'à l'état de Conscience de soi silencieux.

Plus nous vivons ce calme interne, plus il est facile d'y revenir, jusqu'à ce que le silence intérieur devienne notre état naturel. En fait, le silence est notre état normal, naturel et, bien que non contrôlée, la pensée aléatoire est en fait une aberration née de l'anxiété et du stress. Cet état de silence, facile et divin, n'est surtout pas ennuyeux, étant donné qu'il est la condition d'une grande clarté et d'une grande énergie. C'est la source de notre pouvoir personnel, de notre créativité et de notre bien-être. Quand la respiration transformationnelle est combinée à la méditation ou à la connaissance de soi (c'est-à-dire poser la question: «Qui suis-je?» et s'attarder au sens de «Je suis»), l'état de silence vient rapidement.

La loi éternelle

Concurremment à la libération, par la respiration, de la masse d'émotions refoulées entourant notre loi personnelle, il est important de travailler en toute conscience à transformer cette pensée primale négative en pensée primale positive nommée la «loi éternelle». La loi éternelle est le pôle opposé de la loi personnelle; elle reflète la véritable nature du Soi supérieur. Une fois notre loi personnelle définie, il est facile de trouver son contraire. Voici cinq exemples de lois personnelles accompagnées de leurs opposées, les lois éternelles:

Loi personnelle: *Personne ne veut l'homme (ou la femme) que je suis.*

Loi éternelle: *Moi, Jean(ne), je suis maintenant désiré(e) et aimé(e) comme homme (ou femme).*

Loi personnelle : *Je ne suis pas assez bon.*

Loi éternelle : *Moi, Georges, suis maintenant assez bon.*

Loi personnelle : *Je ne suis pas assez.*

Loi éternelle : *Moi, Guy, suis maintenant assez, j'ai assez et j'en fais assez.*

Loi personnelle : *Je suis une erreur.*

Loi éternelle : *Moi, Mona, suis maintenant une merveilleuse surprise.*

Loi personnelle : *Je ne suis pas voulu.*

Loi éternelle : *Moi, Julie, suis maintenant voulue et aimée, et ma vie est facile.*

Les lois personnelles répertoriées ci-dessus sont les principales. Après avoir aidé les participants à trouver leur mensonge primal pendant vingt ans, Lyse a déterminé que ces cinq-là étaient les plus communes. Trouver soi-même sa loi personnelle serait un peu délicat, car l'esprit voudra éviter la révélation. Guérir la loi personnelle menace toute la charpente de mensonges et de déceptions que l'esprit a érigée afin de se protéger. Pour cette raison, nous pourrions être notre pire ennemi au moment de reconnaître notre loi. Par exemple, si notre loi est «Je ne suis pas assez bon», alors nous serons bloqués puisque nous ne serons «pas assez bons» pour la découvrir, notre loi. Autrement dit, notre mensonge primal nous empêchera de trouver notre loi.

Pour les raisons exposées précédemment, nous recommandons d'entrer en contact avec un *coach* qualifié pour vous aider à trouver votre loi personnelle. Un *coach* efficace sera en mesure de détecter votre mensonge primal en une série de séances. Autrement, n'hésitez pas à communiquer avec les auteurs de ce livre pour des conseils ultérieurs. Notre expérience nous a montré que la loi personnelle se révèle plus facilement en groupe. Les séminaires À Cœur Ouvert offrent un séminaire en groupe suivi du travail sur la loi personnelle, où Lyse et son équipe aident chaque participant à trouver sa loi.

L'exercice de la loi éternelle

Comme le fait de guérir sa loi personnelle par le processus de la loi éternelle peut causer un certain malaise, il est important de respirer et de se permettre de vivre pleinement les sentiments et les émotions qui se présentent au cours du processus. De plus, il est plus efficace de faire face à notre loi personnelle par l'expérience que par l'intellect. La loi personnelle est plus qu'un concept, c'est aussi une expérience physique. Elle peut se manifester par des sentiments de dépression, de résignation et de contraction. Elle nous fait sentir petits et insignifiants, faibles et vidés de toute énergie. En nous autorisant nous-mêmes, sans restriction, *à être avec* notre loi personnelle en acceptant le ressenti corporel, nous affirmons notre autorité ultime sur elle. Respirer consciemment durant cet exercice nous permettra de dissoudre et d'éliminer ces états néfastes. Si on ne respire pas, on peut tout juste remuer ces humeurs négatives tout en restant pris avec elles.

Souvenons-nous, « Ce à quoi nous résistons persiste » et « Ce que nous expérimentons de nouveau disparaît ». Par la respiration, nous relâchons l'emprise de notre mensonge primal en étant dans les mêmes sentiments qu'au moment où celui-ci a été créé. Paradoxalement, quand nous essayons de fuir notre loi personnelle, elle se cramponne à nous et resserre sa prise. Si on persiste à lui faire face, elle se dissoudra dans le néant tôt ou tard. Un homme qui fuit son ombre finira par découvrir qu'il ne peut s'en sauver, peu importe la distance ou la vitesse à laquelle il court. Cependant, aussitôt qu'il s'arrête et pointe une lampe de poche sur son ombre, celle-ci disparaît tout simplement. Par analogie, la loi personnelle n'est rien de plus qu'une croyance que nous nous sommes inconsciemment créée. En assumant la responsabilité de cette pensée et en pointant la lampe de poche de notre attention sur elle, les sentiments qui lui sont sous-jacents commencent à se dissoudre et la loi disparaît doucement.

L'exercice qui suit, consistant à remplacer la loi personnelle par la loi éternelle, peut être pratiqué par quiconque connaît sa première perception négative de soi.

Prenez un calepin et, sur la première page, tracez un trait de haut en bas aux trois quarts environ du côté droit. Sur le côté gauche, inscrivez votre loi éternelle, et sur le côté droit, la colonne de réponses, inscrivez tout ce qui est images, sentiments, sensations ou souvenirs qui vous viennent en opposition avec elle. Entamez le processus en pensant à votre loi personnelle et en vous branchant sur vos sentiments à l'égard de cette perception négative primale de vous-même. Respirez par le nez, profondément, calmement et régulièrement. Notez toute émotion qui entraîne un malaise, ou toute sensation physique qui survient pendant que vous respirez et que vous réfléchissez à votre loi personnelle.

Maintenant, commencez à inscrire votre loi éternelle sur le côté gauche de la première page de votre calepin. Après l'avoir écrite une fois, notez les pensées, les sentiments opposés qui vous viennent de votre inconscient, et écrivez-les immédiatement dans la colonne de réponses située du côté droit du calepin. Par exemple, si votre loi personnelle est «Personne ne veut de moi» et votre loi éternelle «Moi, Julie, suis maintenant désirée et aimée, et ma vie est facile», votre colonne de réponses pourrait ressembler à ceci: «Je n'y crois pas... je ne comprends pas.» Quand vous n'avez plus de pensées opposées à inscrire dans la colonne de réponses, écrivez votre loi éternelle une seconde fois. À nouveau, inscrivez immédiatement vos réponses dans la colonne de droite, qui pourraient être: «Je me sens triste... Je suis si malheureuse.» Répétez le processus. Cette fois, la colonne de réponses pourrait se présenter ainsi: «Je me sens blessée et déprimée.» Continuez dans cette voie. En notant ces pensées sur papier, vous levez les barrières inconscientes qui s'opposent à votre loi éternelle. Persévérez de cette façon jusqu'à ce que vous ayez écrit votre loi éternelle vingt fois, ou jusqu'à ce que vous ayez à la fois vu et senti une réponse positive s'inscrire, à plusieurs reprises, dans votre colonne de réponses.

Il est essentiel de respirer pendant que vous écrivez. La respiration est l'élément qui transforme ce processus, qui pourrait n'être qu'un exercice intellectuel, en une véritable expérience du corps-esprit. Avec la respiration viendront les sentiments et peut-être même de fortes émotions de tristesse ou de colère. Si cela se produit, ne réprimez pas ces émotions ; si vous avez besoin de pleurer, pleurez, et si vous avez besoin d'exprimer votre colère, frappez un oreiller. Vous définissez votre loi éternelle en y revenant chaque fois que vous avez fini de noter vos oppositions, qu'elles se traduisent en pensées ou en sentiments. Vous pouvez faire cet exercice tous les jours jusqu'à ce que vous puissiez écrire votre loi éternelle vingt fois sans une seule pensée opposée ou négative, et que vous ayez également exprimé ce que vous désirez dans toutes les facettes de votre vie. Pendant la journée, pensez à votre loi éternelle de temps à autre et commencez à l'incarner en tant que nouveau fondement d'existence. Commencez à regarder le monde à travers le prisme de votre loi éternelle. Ce processus transformera une loi personnelle semblable à « Personne ne veut de moi » en loi éternelle semblable à « Je suis maintenant désiré et aimé et ma vie est facile ». Cela prendra du temps, mais persister dans la sérénité est la clé d'un bon résultat.

Portez attention à l'esprit. Il invente un tas de stratégies visant à échapper à l'exercice quotidien de la loi éternelle. L'ennui peut survenir. Vous vous direz : « Quelle perte de temps ! » ou « Je dois classifier ma collection de timbres » ou « Je suis fatigué aujourd'hui, je le ferai demain ». Ces prétextes ne sont que stratégies de l'esprit pour éviter le changement.

Ironiquement, l'esprit s'est attaché à la loi personnelle et résiste à son élimination. Même si notre mensonge primal est la source de bien des misères dans notre vie, le protéger est quand même *payant*. Blâmer nos parents, Dieu ou le destin signifie ne pas assumer la responsabilité de notre propre vie : « Quelque chose ou quelqu'un est responsable du fait que je suis malheureux ! » Prendre ses responsabilités en main exige du courage et une volonté sincère pour renoncer au petit jeu du blâme. Cela veut également dire faire face à nos peurs et les surmonter. L'esprit réactif voit les changements et les transformations comme des menaces à sa survie, ce qui bien sûr est vrai !

Notre mensonge primal fait partie intégrante de notre identité personnelle, et nous avons appris à survivre malgré cette loi négative grâce à un processus d'adaptation, de compensation et de prostitution. Par exemple, si votre loi personnelle est «Personne ne veut de moi», vous pourriez vous être adapté en prenant l'habitude de regarder la télévision seul dans votre chambre chaque jour, et en vous gavant de hamburgers pour combler votre vide, histoire de compenser. Il y a un confort pervers à se cacher ainsi, même si on n'en tire ni réelle satisfaction ni plénitude. Sortir de notre chambre pour plonger dans le monde des relations humaines, des communications et de la participation peut être une perspective assez effrayante au début.

Transformer notre conditionnement négatif primal en un fondement d'existence basé sur «Je suis maintenant désiré et aimé et ma vie est facile» exige de bousculer les *patterns* de notre vie extérieure autant que ceux de notre vie intérieure. Cela nécessite de renoncer à une routine de solitaire et à un isolement auto-infligé pour affronter la peur du rejet et de l'abandon. Il faut du courage, de la volonté et le désir de changer les choses. La peur va resurgir et l'esprit tentera toujours d'éviter l'objet de la peur. Il inventera donc des événements et des doutes de manière à saboter tout projet susceptible de changer notre vie. Il s'agit là de la véritable tragédie de l'esprit réactif, qui se détourne de la vie authentique au lieu de faire face à ses peurs et, ne pouvant admettre qu'il est sous le contrôle de la peur (c'est-à-dire que la partie est terminée dès le moment où il admet que la peur est le moteur de ses stratégies d'évitement), il utilise des événements et invente des excuses pour justifier son inaction.

La loi personnelle est véritablement un mensonge. Pour l'esprit, s'accrocher à un amour-propre diminué est préférable au néant de pas d'amour-propre du tout. Le néant terrifie l'esprit; donc, même une croyance négative selon laquelle ce que je suis n'attire personne ou n'est pas assez bien représente au moins une identité et certifie que «J'existe». Les enfants abandonnés, dont on ne tient pas compte, qu'on ridiculise ou qui subissent des abus d'autres sortes peuvent penser qu'ils n'ont pas d'existence puisque personne ne semble les reconnaître comme des êtres à part entière, comme des êtres qui ont de la valeur. Ainsi, s'accrocher à un amour-propre négatif (qui se traduit par une faible estime personnelle) octroie au moins un certain degré d'estime de soi, et c'est ce qui mène à de la prostitution, dans le vrai sens du mot.

Pour en revenir à la loi personnelle, elle est un mensonge en ce que le Soi supérieur, le vrai « Je suis ce que je suis » est pur Être, pure Conscience et pure Béatitude, totalement indépendant des circonstances et des limites du corps-esprit humain. Elle est aussi mensongère du point de vue du corps-esprit, étant donné que n'« être pas assez bon » ou « non désiré » est une perception de soi, ou évaluation de soi, plutôt qu'un fait vérifiable. Oui, certaines personnes peuvent nous trouver peu séduisants, ou même indésirables, mais il s'agit de leur perception, une perception qui est une évaluation subjective déterminée par leurs propres conditionnements. De plus, notre mensonge personnel, qui fonctionne comme une prédiction qui se réalise, renforce et soutient les perceptions négatives de ces personnes, rendant difficile pour elles l'évolution vers une perception plus positive de ce que nous sommes.

Dans la société occidentale, il existe une perception collective selon laquelle une personne corpulente (lire grosse) n'est pas attirante. En effet, il s'agit d'un conditionnement défini par un courant sociétal poussé à sa limite par les industries de la mode et la publicité. Dans certaines sociétés traditionnelles, d'ailleurs, une femme bien en chair est considérée comme désirable, et elle est très recherchée. Étant donné que la collectivité humaine fonctionne à la base comme un troupeau de moutons, nous nous leurrons et nous diminuons nous-mêmes en voyant la préférence de la majorité comme rien d'autre qu'un engouement passager. Ce que la majorité aime ou n'aime pas est basé sur un consensus général qui fluctue et change comme la météo. Plus le nombre d'adeptes pour un produit ou un comportement est grand, plus la pression psychologique s'accentue sur ceux qui restent pour adopter le même consensus. Un consensus est basé sur un consensus et rien d'autre. L'industrie de la publicité l'a très bien compris.

Un test psychologique fait il y a quelques années illustre ce qui précède. Dix personnes disposées sur un rang regardent un mur blanc tacheté de six couleurs. Cinq des taches sont bleues, la sixième est verte. L'un après l'autre, on demande aux sujets de dire au groupe ce qu'ils ont vu sur le mur. Au préalable, on a secrètement dit aux neuf premières personnes dans le rang de répondre «Six taches bleues». C'est ce qu'ils font tous; quand vient le tour de la dixième personne, elle déclara aussi: «Six taches bleues.» Le problème, c'est qu'il y avait en réalité cinq taches bleues et une tache verte. Alors, qu'est-ce qui a motivé la dixième personne à répondre «Six taches bleues» alors que ses yeux physiques devraient avoir vu seulement cinq bleues et une verte? Rares sont les individus qui vont à l'encontre d'un solide consensus majoritaire, même face à une évidence qui saute aux yeux.

Dans un texte chinois ancien, le sage taoïste Chuang Tzu écrit au sujet d'un homme extraordinairement laid qu'à la fois hommes et femmes trouvent irrésistible. Les disciples de Confucius, troublés par ce phénomène, demandent au grand maître de commenter la chose: *À Wei, il y avait un homme très laid du nom de Ai Tai To. Pourtant, les hommes autour de lui pensaient beaucoup à lui, ils ne pouvaient jamais le quitter. Quand de jeunes femmes le voyaient, elles disaient à leurs parents qu'elles préféreraient être sa concubine que la femme d'un autre. Quelle sorte d'homme est-il donc?* Confucius répondit en observant que certains jeunes porcelets, lorsqu'ils découvrent que leur mère est morte, s'enfuient loin d'elle. Il dit: *Elle n'était plus comme eux. Ce qu'ils aimaient chez leur mère n'était pas son corps, mais ce qui rendait son corps vivant. Et il ajouta: Cet homme très laid doit avoir réalisé une pleine harmonie avec lui-même*[4].

C'est cette pleine harmonie avec soi-même qui nous rend beaux et désirés, et non la forme ou la taille particulière de notre corps. Le mensonge primal est la croyance que, d'une certaine façon, nous sommes par essence laids ou rejetés. Ce que nous sommes vraiment est beau et désiré; en éliminant notre loi

---

4. Gia-Fu Feng (traducteur), *Chuang Tsu: Inner Chapters*, New York, Vintage Books, 1974, p. 102.

personnelle et en rehaussant notre estime personnelle à un niveau plus haut et plus sain, nous découvrons l'abondance où que nous regardions. Même si notre physique ne correspond pas aux critères de beauté du moment, les gens nous trouvent beaux et veulent être avec nous.

Bien que le mensonge, que nous appelons loi personnelle, nous fournisse une identité, il nous enferme dans une estime personnelle extrêmement faible qui nourrit les *patterns* négatifs de notre vie. Par exemple, une loi personnelle comme «Personne ne veut de moi» donne du poids à un *pattern* de départ. Après tout, qui ne quitterait pas une personne non désirée et indésirable? En un sens, la loi personnelle stimule les *patterns*, les poussant à se manifester plus souvent, et avec plus d'intensité. En diminuant notre loi personnelle, voire en l'éliminant, nous affaiblissons automatiquement les *patterns*. Ceux-ci se déchaînent chez ceux d'entre nous, c'est-à-dire la plupart d'entre nous, qui ont une faible estime de soi.

À mesure que notre estime personnelle se renforce, il devient plus facile de se débarrasser des *patterns*. De plus, chaque fois que nous éliminons un *pattern*, notre estime de soi monte à l'étape suivante. Quand nous travaillons sur notre estime personnelle pour la première fois, en prenant en main nos *patterns* et notre loi personnelle, la tâche peut paraître décourageante, c'est le moins qu'on puisse dire. Cependant, les succès dont nous parsemons notre route nous donnent une confiance en soi-même qui nous fait voir une lumière toujours plus brillante au bout du tunnel. À un certain moment, ce travail peut devenir un réel plaisir, car nous nous sentons devenir de plus en plus forts, jour après jour. Au fur et mesure que nos succès s'accumulent, notre joie de vivre et de partager notre vie avec les autres en fait autant. Un chemin qui semblait difficile au départ se transforme en un chemin de plaisir et d'aventure. La pleine expression dans toutes ses nombreuses dimensions, voilà la véritable mesure de notre succès.

En conclusion, l'estime personnelle ne doit pas être confondue avec le gonflement de l'ego, ce qui représenterait un sentiment diminué de la valeur de soi. L'enflure de l'ego est un masque pour les sentiments d'insuffisance, alors qu'une haute estime personnelle est bien plantée dans un sentiment de soi fort et positif. Une estime de soi saine est un reflet plus authentique du Soi supérieur, manifestant autant de soin pour notre environnement que d'empathie pour tous les êtres vivants.

Le témoignage de Lyse

Karim est originaire d'Afrique du Nord. Psychiatre, il a participé à une recherche sur les criminels violents, les tueurs en série en particulier, dans le but de mieux comprendre les mécanismes cachés qui les poussent à l'action. Karim a commencé par être médecin généraliste, mais, se sentant insatisfait, il a poursuivi ses études et est devenu obstétricien. Toujours insatisfait, il s'est installé à New York pour étudier en psychiatrie, puis y a travaillé. Mais il avait toujours la bougeotte, alors il entreprit une recherche sur la mentalité des criminels les plus violents et c'est la raison pour laquelle il est venu assister à mon séminaire, À Cœur Ouvert. Il était mû par le sentiment que, quoi qu'il fasse, ce n'était jamais assez, et la question «Que puis-je faire d'autre?» le tourmentait. Il s'agitait constamment et voyageait beaucoup, au point que sa vie familiale en était menacée.

À un moment donné, il a eu une relation avec une autre femme que la sienne, une prostituée, qu'il voyait régulièrement lorsqu'il partait en voyage. Bien que Yolanda fût beaucoup plus jeune que Karim et qu'il la payât pour ses faveurs sexuelles, elle est devenue comme sa petite amie; en fait, il est tombé amoureux d'elle. Pour elle cependant, Karim n'était qu'un participant parmi les autres, même si elle l'aimait bien et le respectait beaucoup. L'amour de Karim pour elle la mettait mal à l'aise et elle n'avait pas l'intention de changer son statut de célibataire. C'est Yolanda qui a fait connaître mon séminaire à Karim, elle-même y ayant participé six mois plus tôt. Elle avait continué de travailler avec moi en privé et s'était inscrite à mon entraînement. Elle faisait également partie de l'équipe Leadership responsable de la création du prochain séminaire À Cœur Ouvert, celui-là même auquel Karim allait assister.

Étonnamment, Yolanda continuait de travailler comme prostituée durant son entraînement avec moi. Vers le milieu de son entraînement, elle vint me voir et me dit:

« Tu sais, je me sens bien et je me débarrasse de mes *patterns*, mais je me rends compte que je récolte l'angoisse et les problèmes non résolus de mes clients quand j'ai des relations sexuelles avec eux.

— Vraiment ? ai-je répondu. C'est ce que tu penses ?

— Oui, je crois que beaucoup d'hommes font appel aux prostituées parce qu'ils vivent une angoisse majeure et qu'ils ne savent pas comment réagir. Avec la respiration, je sens que je me nettoie de mes pensées et de mes sentiments négatifs, mais je reviens toujours au point de départ après avoir été avec ces hommes.

— Eh bien, ça a du sens. »

J'ai évité de lui dire ce que je pensais de son travail de prostituée parce que je sentais qu'il était préférable de la laisser le découvrir elle-même… Je ne voulais pas qu'elle me perçoive comme quelqu'un qui juge négativement sa profession ou elle-même. Plus tard, elle me dit : « Je crois que je vais quitter le métier d'escorte, mais j'ai ce client, un médecin, qui veut divorcer de sa femme pour vivre avec moi. » Elle poursuivit : « Je l'aime bien, je l'aime… C'est un homme formidable, mais je ne veux pas être avec lui. Premièrement, il est plus vieux que moi, et deuxièmement, je ne suis pas amoureuse de lui. Je crois qu'il est tombé amoureux de moi parce qu'il y avait un grand vide dans sa vie. Il réussit très bien dans sa pratique médicale. Il possède un grand nombre d'immeubles, c'est un investisseur, il voyage partout dans le monde… mais je pense qu'il se sent vide à l'intérieur et qu'il croit que je pourrais combler ce vide. J'ai beaucoup d'estime pour lui, c'est vraiment un être humain authentique, mais je n'éprouve pas le même sentiment pour lui. »

Finalement, Yolanda inscrivit Karim à l'atelier À Cœur Ouvert auquel elle participa également en tant qu'assistante. Durant le week-end, Karim raconta que, quand il était enfant, son père était extrêmement exigeant. Étant lui-même principal d'école, les notes scolaires de 90 % que lui rapportait son fils, au lieu de l'inciter à dire : « Je suis fier de toi, ce sont de bonnes notes », valaient à Karim cette remarque : « Tu aurais pu faire mieux. » Même quand Karim était le premier de sa classe, son père n'était pas satisfait. Quoi qu'il accomplisse, cela ne trouvait jamais grâce aux yeux de son père, avec pour résultat qu'il devint très axé sur la performance.

La constante insatisfaction à l'égard de sa performance devint alors un *pattern* pour Karim. Lors de ses études en psychiatrie, il a suivi une thérapie pendant environ dix ans ; il confia que, durant ces dix années, il n'a jamais été capable de résoudre sa haine envers son père. Quand il fit sa première séance de respiration consciente le samedi soir du séminaire, il sentit son cœur s'ouvrir et pleura intensément; il sentait qu'il était enfin capable de pardonner à son père l'extraordinaire pression et la désapprobation qu'il avait subies dans son enfance. Karim a compris que son père avait eu le même traitement de la part de son propre père, qu'il n'était jamais assez bon et qu'il ne pouvait jamais réussir suffisamment bien pour le satisfaire. La réussite était le principe moteur de son père et de son grand-père. Cette prise de conscience faite, Karim découvrit que sa loi personnelle était «Je ne suis pas assez bon». Quant à son mariage, Karim a vécu avec sa femme pendant environ trente ans avant de lui demander le divorce.

Après l'avoir enrôlé dans les ateliers À Cœur Ouvert, Yolanda dit à Karim: «Je ne veux pas être avec toi, que ce soit comme petite amie ou prostituée... Je crois que tu devrais rester avec ta femme. Je t'aime beaucoup, tu as été bon pour moi, tu es chaleureux et respectueux, mais la vérité, c'est que tu es davantage une figure paternelle pour moi.» Au cours de son entraînement, Yolanda avait compris qu'elle était devenue prostituée parce qu'elle était fâchée contre son père de ne pas avoir agi comme l'homme de la famille. Elle lui répondait de cette façon parce qu'il avait été trop docile; c'est sa mère qui avait toujours porté la culotte et qui dominait la maisonnée.

Yolanda voyait en son père un homme faible, presque efféminé, et elle se demandait s'il n'était pas un homosexuel refoulé. Elle voulait de *vrais hommes* dans sa vie. Sa loi personnelle était «La femme que je suis n'est pas désirée» et, en effet, son père avait voulu un garçon, pas une fille. Elle avait aussi voulu prouver à quel point elle était désirée en ayant tous ces hommes qui payaient pour l'avoir. En tenue d'escorte, elle attirait des mâles mûrs et dominants et elle comprit qu'elle avait été inconsciemment à la recherche d'une figure paternelle pour prendre soin d'elle. En faisant cette découverte, elle prit la ferme décision de quitter la prostitution.

Toutefois, Karim était le client avec lequel elle avait le plus de difficulté à rompre. Lui était sexuellement et affectivement attaché à elle, elle était attachée à lui mais en tant que figure paternelle et pour son soutien. Lorsque Karim découvrit que son mensonge primal était «Je ne suis pas assez bon», il partagea avec nous cette réflexion: «Je me suis construit un "super" ego. Je me devais toujours d'avoir plus, de faire plus et d'accomplir plus, et quoi que je fasse dans la vie, ce n'est jamais assez, surtout en ce qui concerne ma carrière. Je suis même devenu puissant en affaires, avec l'immobilier et des investissements, mais c'était encore insuffisant. Avec ce "super" ego, je dominais ma femme et je la faisais se sentir petite. Je l'humiliais, pas ouvertement, mais subtilement. Elle était la cuisinière, la femme au foyer, la mère des enfants – sa vie n'existait qu'à la maison et elle n'avait aucune autre possibilité de s'exprimer en dehors de son rôle de femme de maison. Elle était comme une aide domestique glorifiée et se sentait "moins que…"; mais en réalité, c'est moi qui me sentais "moins que…", alors je la faisais se sentir "moins que…" »

Le mercredi suivant le week-end, il y avait une soirée « Célébration » d'À Cœur Ouvert. Au cours de cette séance, Karim révéla ceci: « Après le week-end, j'ai réalisé combien j'aimais ma femme. Je l'ai amenée dîner et lui ai dit que j'avais quelque chose d'important à lui dire. Elle me répondit: "À quel propos?" Je lui dis que je ne demandais plus le divorce et qu'en fait, je l'aimais beaucoup. Je lui ai parlé de mes *patterns*, de mes aventures et du fait que j'avais été amoureux d'une prostituée pendant les quatre dernières années. J'ai été très direct et ouvert avec elle. Elle était sidérée de mon honnêteté. Elle n'avait jamais eu la moindre idée que toutes ces choses étaient arrivées. Puis, je lui ai dit que je voulais renouveler mes vœux de mariage avec elle lors d'une cérémonie que nous organiserions ensemble tous les deux. Sa réaction était compréhensible; elle m'a dit: "Tu es fou! Tu es tombé sur la tête dans ce séminaire. Je ne veux pas faire tout ça parce que tu vas encore changer d'avis et moi je serai anéantie et je vais tomber dans une autre dépression." Je lui ai répondu: "Non, non, je suis sérieux, c'est vrai." Alors, elle m'a demandé des détails sur le séminaire et j'ai entièrement partagé mon expérience avec elle. »

La femme de Karim, Yvonne, se présenta au séminaire À Cœur Ouvert suivant. Elle était terrifiée, se demandant ce qu'elle était venue faire dans cette galère. Par coïncidence, Yolanda assistait au même séminaire qu'elle, mais à ce moment son mari les avait déjà présentées l'une à l'autre. Il avait organisé une rencontre entre Yolanda, Yvonne et lui-même. Au commencement du séminaire, Yvonne était calme, presque retirée, et elle semblait être fermée à ce qui se passait dans la pièce. Elle observait beaucoup, mais partageait et participait peu. J'ai pensé: « Mon Dieu, serait-ce une erreur que Yolande soit assistante maintenant? Peut-être qu'Yvonne va se sentir opprimée et qu'elle ne dira pas un mot de tout le week-end. » Cette situation me rendait très mal à l'aise. Mais, tout à coup, elle se leva et se mit à parler: « Je me rends compte que mon mari a eu des relations extraconjugales parce que je me sentais mal d'être une femme, mais j'étais très à l'aise d'être une mère et une femme au foyer. Ma relation avec mon mari était davantage celle d'une mère que celle d'une femme. J'étais aux petits soins avec lui comme une mère pointilleuse, mais je ne pouvais lui faire face comme amant ou partenaire. »

Comme pour Yolanda, la loi personnelle d'Yvonne était : « La femme que je suis n'est pas désirée », et comme Karim, elle croyait elle aussi n'être « pas bonne ». Elle venait d'une grande famille où les garçons étaient préférés aux filles. Alors, avec une loi personnelle selon laquelle elle n'est pas désirée en tant que femme, elle s'est rendue indispensable comme mère. Yvonne était inspirante. Elle prit l'entière responsabilité de son rôle dans la création de son scénario avec son mari, et Karim prit l'entière responsabilité de son rôle dans l'humiliation qu'il lui avait inconsciemment infligée en compensation de son propre sentiment d'échec. Partant de là, ils étaient capables de clarifier leur relation. Ils ont traversé un processus de pardon auquel Yolanda a participé. Le vendredi suivant À Cœur Ouvert, Yvonne et Karim sont allés dans un hôtel luxueux où ils ont fait l'amour tout le week-end.

Environ deux ans plus tard, j'ai rencontré Karim et Yvonne : ils semblaient tous les deux avoir rajeuni de dix ans. Elle était retournée aux études et Karim avait vendu ses biens immobiliers et acheté une maison. Ses fils l'aidaient à faire les rénovations. Ses relations avec ses fils avaient aussi été troubles, mais aujourd'hui elles étaient harmonieuses grâce à sa transformation personnelle. Quant à Yolanda, elle avait quitté la prostitution peu après les retrouvailles de Karim et Yvonne. Elle avait rencontré quelqu'un de son âge qui était libre. Il avait de grandes qualités, selon mon souvenir, et ils se sont mariés. La vie de Yolanda était également engagée dans une remarquable transformation.

Chapitre 5

L'estime de soi et être dans le monde

Il existe un bon nombre de moyens autodestructeurs *d'être dans le monde* que nous pouvons inconsciemment utiliser et qui peuvent sérieusement miner notre estime personnelle. Nous allons en examiner quatre que nous nommerons « Pas responsable », « Pauvre moi », « L'abdication » et « L'autosabotage ». Ces tendances mentales sont des stratégies d'évitement réactives que l'esprit utilise pour assurer notre survie et, bien qu'elles semblent fonctionner à court ou à moyen terme, elles nuisent à notre bien-être mental, émotionnel et physique. Bien qu'on s'attende à ce qu'elles nous renforcent dans la vie (en réduisant le risque et en nous permettant d'éviter ce que nous ne voulons pas), l'impression de pouvoir et de contrôle qu'elles fournissent n'est que pure illusion.

Dans les faits, ces tendances mentales grugent notre pouvoir personnel et nous maintiennent à la remorque des circonstances. Si on s'engage à vivre authentiquement, il faut alors découvrir la façon dont les mécanismes inconscients fonctionnent dans nos vies et s'en débarrasser. Au début, cette tâche peut sembler quelque peu intimidante, voire effrayante, mais simplement devenir conscient de ces tendances et comprendre comment elles fonctionnent porte déjà beaucoup de fruits. Adopter ces quatre moyens d'être dans le monde consciemment et par choix est préférable à leur permettre inconsciemment de faire leur chemin. Notre meilleure option est de rejeter complètement ces stratégies, mais cela exige temps et efforts. À mesure que nous progresserons, nous noterons une augmentation correspondante de notre énergie, de notre bien-être, de notre pouvoir personnel, de notre courage et de notre confiance en soi.

«Pas responsable»

Quand nous étions enfants, personne n'attendait de nous que nous soyons responsables de nous-mêmes. Comment aurions-nous pu alors l'être? Nos facultés motrices et cognitives ne s'étaient pas encore développées et nous étions incapables de nourrir et de protéger nos corps. Durant les premières années, nous étions entièrement dépendants des autres pour notre survie. Au moment d'entrer à l'école, nous étions en mesure de veiller à certains de nos besoins et nous commencions à jouir d'un début d'indépendance. Selon le cours naturel des choses, notre indépendance et notre confiance en soi ont progressé chaque année jusqu'à l'âge adulte. Ainsi, l'âge adulte est donc celui de la responsabilité. Mais combien d'adultes sont réellement responsables? Peu, probablement.

On n'a qu'à penser au nombre de mères seules et sans soutien. Faire un enfant et refuser ensuite de prendre la responsabilité de son bien-être est une abdication du statut d'adulte. Ces pères sont vraiment des enfants-dans-des-corps-d'hommes, qui inventent des excuses afin de justifier leur absence de fiabilité; ils blâment les autres pour leurs problèmes; ils affirment avoir été victimes de la mère de leur enfant, des tribunaux, du marché de l'emploi, de leurs propres parents, etc., mais le fait reste que le bébé est le leur et qu'il est venu en ce monde en raison de leurs actions. Un autre exemple? Combien d'adultes en santé dépendent de façon chronique de l'aide sociale ou de membres de leur famille pour vivre? La réponse? Beaucoup. Ces exemples et d'autres dénotent une dépendance et une impuissance puériles que nous nourrissons en refusant d'assumer notre responsabilité envers notre propre bien-être, nos progrès et nos actions.

La responsabilité commence en reconnaissant que nous sommes l'ultime artisan de notre propre vie. Elle débute avec l'ouverture à l'idée, qu'elle soit pleinement consciente ou pas, que nous sommes la source de tout ce qui arrive dans notre vie. Lancer des blâmes ou se sentir coupable pour des fautes que d'autres ou encore soi-même ont commises ne signifie pas prendre véritablement ses responsabilités; il s'agit plutôt de jugements moraux, d'évaluations fondées sur les notions de bien et de mal, de bon et de mauvais, etc. L'authentique responsabilité se situe au-delà des concepts de moralité. La moralité traditionnelle tient d'une assertion non vérifiée selon laquelle le soi est un objet ou une chose.

Cette vision étroite de la moralité est basée sur une illusion. Ce n'est pas le corps-esprit qui est l'ultime cause et l'ultime source de notre expérience, car le corps-esprit n'est, finalement, simplement qu'un objet parmi les autres dans le champ d'expérience. Le Soi, la conscience pure et sans limites qu'est notre nature, est à la fois qui nous sommes et la source de notre vie. Ce Soi est en fait l'espace dans lequel la vie advient et ne saurait jamais être un objet. Plus précisément, on peut dire que le Soi est le *contexte* pour le *contenu* de la vie, y compris l'expérience de notre corps-esprit. Ceux qui ont compris et accepté cette vérité sur la responsabilité sont à l'aise avec tout ce qui est. Ils ne fuient plus et ne se cachent plus des situations difficiles ou des critiques et des jugements des autres; au lieu de cela, ils restent fermes et accueillent, le cœur et l'esprit ouverts, tout ce que la vie leur présente.

Tant que nous ne reconnaissons pas que nous avons abdiqué nos responsabilités, nous ne pouvons avancer ni mentalement, ni matériellement, ni spirituellement. Nous pouvons commencer à soigner cette malheureuse condition en suivant le vieil adage «Un voyage de mille milles commence par un simple pas». Ce premier pas crucial consiste à simplement assumer la responsabilité en prenant conscience de notre stratégie pour ne pas être responsables. Un tel acte de courage et d'honnêteté sera signe d'une transformation majeure dans notre vie. Une fois qu'on devient conscient de notre stratégie de non-responsabilité, nous sommes alors prêts à endosser le statut d'adulte dans tous les aspects de notre vie : famille, santé, argent, carrière, entourage.

Chaque choix d'assumer la responsabilité de ce qui nous revient sera un acte de renforcement qui consolidera l'édifice de notre estime et de notre pouvoir personnels. Au contraire, il est autodestructeur de justifier un *pattern* d'abdication en évoquant des traumatismes d'enfance, l'abandon parental ou l'absence d'un bon modèle ; ce ne sont que d'autres stratégies d'évitement. En effet, on peut avoir besoin de pardonner à nos parents et de s'entendre avec eux, comme avec d'autres personnes de notre enfance. De plus, nous allons devoir faire face à des chagrins émotionnels, quels qu'ils soient, que nous traînons depuis le début de notre existence.

Par ailleurs, nous nous leurrons si nous croyons qu'une fois nos problèmes réglés, alors nous deviendrons responsables. En fait, le processus se déroule à l'inverse. La guérison commence au moment où nous assumons la responsabilité. Le véritable état d'adulte est un choix que nous devons faire en dépit des traumatismes passés, des douleurs personnelles et des relations inachevées. Éliminer notre douleur et soigner nos relations avec les autres viendra naturellement, car cela fait partie du geste d'avoir assumé sa responsabilité personnelle pour la totalité de sa vie et de ses actions.

« Pauvre moi »

Dans la vie, il arrive parfois que nous soyons littéralement victimes de circonstances ou de situations sur lesquelles nous n'avons pas de contrôle, telles que les désastres naturels ou les conflits armés. Nous subissons parfois un outrage autrement plus personnel, par exemple lorsqu'on est un enfant et qu'un parent ou un proche nous agresse physiquement ou sexuellement, ou alors quand on est accusé à tort d'un crime. Il est important de cerner

le moment où nous avons fait l'objet de violations intention-
nelles, afin de résoudre une injustice ou d'affronter un abus.

Une telle attitude vient d'un sens inné de la justice et du respect de soi, aussi bien que d'une répugnance à être intimidé par
quelque forme de menace ou de violence que ce soit, explicite
ou implicite. Cette façon d'être appartient au guerrier et est fort
éloignée du pauvre moi, le *pattern* d'évitement. Cette façon d'être
dans le monde n'a rien à voir avec la justice ou l'affrontement
avec l'abus; c'est une stratégie qui vise à contourner la peur de
parler franchement en son propre nom. Elle est enracinée dans
l'anxiété et une faible estime de soi. Pauvre moi est également
un moyen détourné de domination et de contrôle par l'utilisation de la culpabilité. C'est une stratégie de survie, une façon de
mettre la main sur ce que l'on veut ou sur ce dont on a besoin en
manipulant les problèmes de culpabilité des autres.

Marie est une Européenne dans la mi-quarantaine qui n'a
pas conscience de sa façon d'être. Son petit ami lui a acheté une
bicyclette onéreuse pour son anniversaire, mais il a oublié d'y
joindre un bouquet de fleurs. Elle était contente de recevoir la
bicyclette, mais elle s'assura qu'il se sentirait coupable d'avoir
oublié les fleurs. «Pauvre moi» a reçu un cadeau généreux, mais
elle était déçue de l'oubli du bouquet. Son amoureux, se sentant
à la fois perplexe et coupable du tort qu'il a apparemment causé,
décida d'apaiser ses sentiments offensés en lui offrant un dîner
somptueux ainsi qu'un bouquet de roses. Bien sûr, elle était en-
chantée. L'inconvénient, cependant, de sa stratégie inconsciente
d'utiliser la culpabilité pour obtenir ce dont elle croit avoir besoin,
c'est qu'elle ronge leur relation et qu'un conflit est en train de
gronder.

Presser sur le bouton de culpabilité de son amoureux afin de
lui soutirer ce qu'elle veut finira par avoir un effet négatif sur
l'estime personnelle de ce dernier, à moins qu'il ne soit hautement
conscient de lui-même. Pourra-t-il jamais se sentir adéquat devant
une manipulation si destructrice? Se sentira-t-il renforcé dans
cette relation? La réponse est évidente. Marie n'a pas conscience
de ce qu'elle fait, même si elle devrait l'être, et se fait simplement

du souci parce que leur relation est instable. Elle se bat pour que ça marche, mais tant qu'elle n'acceptera pas d'examiner son attitude, les choses n'iront que de mal en pis. Elle utilise le pauvre moi pour avoir ce qu'elle veut, et, paradoxalement, cet aspect de sa stratégie inconsciente de survie est en train de détruire sa relation amoureuse.

Reconnaître ce pauvre moi en nous-mêmes est le premier pas pour défaire l'aspect *Je suis une victime* de notre *persona*. Nous devons nous détromper sur la notion selon laquelle quelqu'un nous doit quelque chose. Personne ne nous doit son amour ou son attention, pas plus que nous le devons aux autres. À l'âge adulte, nous ne pouvons plus tenir pour acquis les soins et le soutien que nous recevions quand nous étions un nourrisson inapte et plus tard un enfant dépendant. Nous avons le choix de voir chaque expression d'amour ou de gentillesse comme un cadeau gratuit. La serveuse dans un café ne nous doit pas son agréable sourire.

Pourtant, combien de fois tenons-nous pour acquis son cadeau d'un amical bonjour, et néanmoins lui aboyons-nous notre commande ? Entrez dans n'importe quel café bondé et observez la façon dont les clients s'adressent au personnel. Comme il est fréquent de voir un visage renfrogné demander un café, puis lancer de l'argent sur le comptoir sans même dire le moindre merci. Notre façon de nous comporter avec les autres est parfois si froide et impersonnelle, sans reconnaissance de ces êtres humains pensants et sensibles qui sont derrière le comptoir. Reconnaître l'attention et les services d'autres personnes comme autant de cadeaux plutôt que comme une obligation est une idée libératrice. Ainsi, la gratitude commence à grandir en nous et, n'ayant pas d'attentes particulières envers les autres, nous n'avons plus qu'à nous délecter de la beauté et de la spontanéité de leur bienveillance.

Est-ce que notre partenaire nous doit un cadeau ? Si ce cadeau est dû, c'est donc que ce n'est pas un cadeau, mais plutôt une dette. Pensez au fardeau de tous les rituels annuels d'échange de cadeaux auxquels nous nous sentons obligés de participer. Faites-en le total : Noël, Pâques, la Saint-Valentin, la fête des Mères, la fête des Pères, la Journée des secrétaires, les anniversaires, sans oublier les occasions spéciales : mariages, collation des grades et congés religieux. La seule lecture de la liste est épuisante ! Observez les gens qui font leur magasinage de Noël. Remarquez le stress sur leurs visages. Ils achètent des cadeaux, la plupart du temps avec leurs cartes de crédit, non pour la joie de donner mais par un sens du devoir dicté par la culpabilité. Le pauvre moi collectif impose une culpabilité collective que le commerce n'hésite pas à exploiter totalement. Au cours de la période précédant Noël, des panneaux publicitaires sont apparus dans tout Montréal montrant des étudiants universitaires tenant bien haut leur carte de crédit. Bien sûr, ils étaient tous souriants et joyeux. Le message, très peu subtil, disait : « Procurez-vous cette carte et dépensez, dépensez, dépensez pour des cadeaux à ceux que vous aimez. Imaginez le bonheur que vous leur ferez et la popularité que vous aurez ! » Ce qui voulait dire : « Si vous ne leur achetez pas de cadeaux, ils seront déçus et blessés et vous en paierez le prix. »

Au Canada, à moins d'avoir des parents bien nantis, les étudiants universitaires qui terminent leurs études ont une dette qu'ils mettront des années à rembourser. Ces publicités jouaient sur la culpabilité, le pauvre moi collectif, pour inciter les étudiants à accumuler une dette encore plus écrasante. Il ne fait aucun doute que l'économie prospère grâce au pauvre moi. Il n'en reste pas moins qu'il y a des moyens moins coûteux et plus spontanés d'exprimer son amour, une carte et une fleur, par exemple. Donner peut être une façon simple et sincère de s'exprimer plutôt qu'un geste motivé par la culpabilité. Et c'est peut-être mieux de le faire quand on en a vraiment le goût, au lieu de se fier aux dates du calendrier.

« Pauvre moi » est une déclaration d'impuissance. Lorsque nous regardons notre pauvre moi dans un esprit clair et honnête, nous faisons la désagréable découverte que nous avons troqué notre pouvoir personnel contre une combine, un tour manipulateur et indigne de ce que nous sommes. Pauvre moi nous enferme dans un état d'esprit qui bloque notre capacité de créer ce que nous voulons. Au lieu de réagir aux omissions, aux erreurs et aux mesquineries des gens d'une façon franche, on se retire plutôt dans des positions réactives en cherchant secrètement à obtenir ce que l'on désire d'eux en adoptant le langage corporel «Je suis une victime» et le ton de voix que nous savons si bien jouer. Cette stratégie est, à la base, passive-agressive ; elle mine nos relations au lieu de les nourrir.

Les gens ne sont pas parfaits, mais il reste possible d'avoir des relations vitales, agréables et créatrices si nos rapports avec les autres sont honnêtes, directs et sans jugement. L'honnêteté, qu'elle soit émotionnelle, intellectuelle ou matérielle, attire le respect et l'amour. Ceux qui ne sont pas prêts à renoncer à leurs combines cachées peuvent bien fuir les relations authentiques, tant pis pour eux! En revanche, beaucoup de gens accueillent l'authenticité et, bien qu'ils puissent être au départ un peu mal à l'aise dans une approche directe, ils finissent par l'aimer. Ceux-là deviennent nos amis véritables et cocréateurs. Ils se sentent tonifiés et respectés pour ce qu'ils sont quand ils interagissent avec nous. Voilà la base d'un partenariat dynamique et du succès de nos projets.

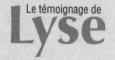

Le témoignage de Lyse

Ruth a été abandonnée quand elle était enfant. Elle n'a pas connu ses parents biologiques et, à l'âge de six ans, elle a connu cinq ou six foyers nourriciers. Elle a été agressée physiquement à de nombreuses occasions. Parfois, des parents adoptent des enfants pour les avantages fiscaux plutôt qu'en raison d'un désir profond d'élever un enfant et de l'amener à l'âge adulte. C'est le cas de Ruth. Une fois adulte, elle a eu de la difficulté à trouver un emploi stable et était sans cesse près du seuil de la pauvreté, ou elle se débrouillait avec l'aide sociale. Sa principale source de revenu, en plus des allocations gouvernementales, était la garde de bébés et d'enfants.

Lorsque Ruth assista à un atelier À Cœur Ouvert, elle avait près de quarante ans, bien que son allure jeune soit trompeuse sur son âge. Elle était de petite taille, mince et jolie, avec une personnalité vive. Elle était également très créative, même si elle ne pouvait pas s'exprimer pleinement à cause de sa croyance primale selon laquelle elle était indésirable. Elle a été rejetée, maltraitée, abandonnée ; sa naissance, croyait-elle, avait été un accident importun. Si elle avait eu une meilleure estime personnelle, elle aurait facilement pu réussir dans n'importe quelle discipline artistique.

Au moment où je l'ai rencontrée, elle s'était profondément enlisée dans le syndrome du martyr pauvre moi. Elle avait appris à utiliser cette attitude pour survivre dans le monde. Elle pouvait convaincre les autres avec efficacité qu'elle était faible, médiocre et impuissante. En réalité, elle était forte, capable et énergique. Lorsqu'elle était sûre qu'elle voulait quelque chose, elle avait plus que la capacité de créer le résultat, et plus rapidement que bien des gens que je connais. Malheureusement, elle a dispersé son énergie en jouant son *pattern* de victime, et perdu son pouvoir personnel en gémissant et en se prenant en pitié.

Un jour, Ruth se plaignit à moi : « Est-ce que je vais passer toute ma vie à prendre soin des enfants des autres ? » Souvent, elle surveillait les enfants de mères célibataires sans le sou qui descendaient dans la rue pour quêter quelques dollars. Je lui répondis : « Le jour où tu ne te sentiras plus comme une orpheline abandonnée et où tu auras réglé tes problèmes avec ton enfance, tu ne te sentiras plus obligée de faire ce travail. D'un autre côté, peut-être que tu es heureuse de prendre soin de ces enfants défavorisés avec dévouement, en leur donnant l'amour et l'attention que toi-même tu n'as jamais reçus ? »

Je voulais lui faire remarquer qu'aussitôt qu'elle abandonnerait son attitude pauvre moi, elle serait enfin libre de choisir de quitter la garde d'enfants ou d'y revenir pleinement dans un esprit de réel service. Avant cela, l'un ou l'autre des deux choix ne serait qu'une réaction à des souvenirs douloureux de son enfance et reproduits à partir de son état d'esprit qui consiste à se croire victime.

J'ai souligné que Ruth avait besoin de renoncer à sa manière d'être. Bien qu'elle soit passée à travers une bonne partie des pires émotions possibles dans son enfance, elle se cramponnait dans son autodéfinition de martyr. Elle utilisait son statut de martyr pour justifier sa situation et éviter la responsabilité de la changer. J'ai déjà dit qu'une fois que nous comprenons quelle est notre croyance inconsciente, et que nous avons réglé certains incidents douloureux qui y sont associés, il arrive quand même que nous continuions à agir selon cette croyance, que ce soit par la force de l'habitude ou parce que nous en retirons un bénéfice. Si nous le faisons dans le but d'obtenir un bénéfice, nous nous engageons dans une espèce de manigance ou de duperie afin d'obtenir ce que nous voulons par des moyens malhonnêtes.

J'ai posé à Ruth cette question : « Préférerais-tu qu'on se souvienne de toi comme d'une grande femme et être une inspiration pour les autres, ou comme une personne triste et misérable qui lutte pour survivre ? »

Elle a longuement réfléchi à ma question, puis elle fit le choix fondamental de se débarrasser de son point de vue pauvre moi, de même que des avantages peu satisfaisants qui l'accompagnaient. Elle commença à guérir tranquillement, et sa vie devint plus stable. Alors qu'elle était auparavant incapable de garder un emploi plus de deux ou trois mois, elle décrochait maintenant des contrats de plus en plus longs. Sa profonde peur de l'abandon et du rejet a sapé sa stabilité dans la vie, la confinant dans un état perpétuel de panique à la limite de la survie.

Depuis toutes ces années comme animatrice de séminaire et *coach*, j'ai découvert que derrière chaque victime se trouve une personne en colère convaincue qu'elle n'aura jamais ce qu'elle veut. Elle riposte au monde en jouant au pauvre moi. C'est sa manière d'avoir un contrôle sur les circonstances et les gens, et d'attirer sur elle l'attention qui lui manque tant. Les gens se sentent naturellement troublés par les *persona* pauvre moi et désirent leur offrir aide et consolation. La guérison de Ruth a été et est toujours progressive. Elle a encore ses hauts et ses bas, ce qui est tout à fait normal. L'offre d'un contrat d'un an comme coanimatrice de séminaire a été un bon répit pour elle.

De même, Ruth a progressé dans sa lutte contre la peur de l'intimité. Ses souvenirs de violence dans l'enfance ne lui ont pas permis de se rapprocher émotionnellement de qui que ce soit, et le seul fait d'envisager l'intimité soulève en elle une vive anxiété. Ayant une peur de la violence si viscérale, elle finissait par se l'attirer, comme une prédiction qui se réalise d'elle-même. À la dérobée, elle projetait ses peurs avec une telle force que ceux qui lui étaient proches pouvaient inconsciemment avoir envie d'adopter sans le vouloir la même attitude qu'elle et la secouer ou la gifler. Bien sûr, ceux d'entre nous qui connaissions la façon dont fonctionnent les *patterns* comprenaient ce qui arrivait et n'auraient jamais réagi à de telles impulsions. Néanmoins, il est facile de voir combien de gens, moins avertis de l'insidieuse nature des *patterns* et qui n'ont pas guéri les leurs, réagiraient à cette impulsion en s'attaquant à elle.

Dans le Programme de leadership, nous insistons fortement sur l'engagement, la responsabilité et l'intégrité. Tandis que Ruth travaillait à renforcer ces trois qualités, elle commença à reconnaître que la source de son pouvoir personnel était à l'intérieur d'elle. Elle vit à quel point elle avait abandonné son pouvoir aux circonstances et aux autres personnes avec son pauvre moi. Elle s'est également rendue responsable de sa faible estime de soi et l'a relevée en faisant consciencieusement son exercice de la loi éternelle. En ayant élevé son estime personnelle, Ruth a trouvé un emploi stable de réceptionniste dans un organisme voué aux femmes victimes de violence. Elle a repris vie dans cet environnement en constatant que ce travail exigeait autrement plus d'engagement et de défis que la garde d'enfants.

Rapidement, son *coach* lui demanda de coanimer des séminaires pour femmes violentées, et une semaine plus tard elle était officiellement récompensée d'un poste de coanimatrice de séminaires. Son entraînement dans notre Programme de leadership l'a préparée pour un rôle public, étant donné qu'elle a appris à communiquer efficacement devant des groupes, et à travailler en équipe à la création et à la gestion d'événements. Elle s'est sentie résolument compétente grâce à sa promotion ; peu après, elle obtenait un contrat d'un an avec la même organisation. Pour la première fois de sa vie, Ruth a pu jouir d'une certaine dose de stabilité et de sécurité financière. Elle aimait les défis auxquels elle s'attaquait ainsi que l'occasion qui lui était fournie de s'exprimer plus pleinement.

Ruth était un excellent *coach* de respiration consciente, mais quand c'était son tour de recevoir de l'amour et du soutien, elle avait beaucoup de mal à l'accepter et à s'ouvrir. Il lui a fallu beaucoup de temps et d'efforts pour travailler malgré son problème profond de défiance. C'était aussi une artiste douée qui cachait ses toiles remarquables à la maison. Grâce à des encouragements, elle a fait le saut et organisé une exposition de son travail. Elle y présenta treize de ses œuvres, et en vendit neuf. Sa famille offrit le goûter et le punch, tandis qu'un de ses amis pianiste s'occupa de la musique. Ce sont ses amis et sa famille qui l'ont vivement encouragée à continuer et à montrer son art au monde. Enfin, Ruth s'autorisait à recevoir du soutien et de l'amour de la part des autres.

L'abdication

S'il y a quelque chose qui fait chuter notre estime personnelle, c'est bien l'abdication. Abdiquer, c'est sacrifier ce qui nous est profondément cher, comme notre liberté, notre intégrité, notre autonomie ou notre libre expression pour ce qui est perçu comme des besoins vitaux. Peu d'échecs personnels provoquent autant le dégoût de soi-même que celui-là. L'abdication est l'antithèse du courage, et nous nous détestons quand nous laissons nos peurs nous rendre lâches. Chaque fois que nous cédons à nos peurs, nous leur donnons notre accord, en quelque sorte, renforçant ainsi leur prise sur nous. Les enfants sont souvent forcés de se prostituer quand ils se soumettent devant l'intimidation d'adultes ou de petites brutes.

À moins que les parents ne nourrissent sciemment l'estime personnelle de l'enfant et l'encouragent à faire face à l'intimidation, l'abdication deviendra facilement son moyen habituel d'éviter la confrontation. Il est important d'évaluer le degré auquel l'abdication, en tant que façon d'être, s'enracine dans nos vies. Nous pouvons faire reculer ce *pattern* en faisant des choix fondamentaux pour affronter nos peurs. Si nous commençons par nous attaquer à nos peurs les plus petites, les affrontant chacune au moment où elles surgissent, et refusant d'y céder, notre pouvoir personnel s'en trouve grandi. La confiance et l'estime personnelle s'accroissant, il nous apparaîtra plus facile de surmonter nos plus grandes peurs.

De nombreuses personnes abdiquent ce qui a le plus de valeur à leurs yeux dans le choix de leur carrière. Nous avons tous besoin d'argent, personne ne peut échapper à cette réalité quotidienne pressante, mais comment nous en procurons-nous? À moins de gagner à la loterie ou d'hériter d'une fortune, nous devons travailler pour offrir un service, une idée ou un produit pour lesquels des gens paieront. Toutefois, même ceux qui sont devenus riches à la suite d'une chance apparente ou d'un héritage ont quand même besoin de se lancer dans un travail productif, ne serait-ce que du bénévolat pour une bonne cause. Sinon, ils trouvent leur vie sans valeur et vide de sens. En ce sens, le travail a un élément spirituel indéniable.

Il faut cependant faire la distinction entre le travail comme vocation, et le travail comme moyen de survie. *Le Petit Robert* définit le mot vocation ainsi: «[...] Inclination, penchant (pour une profession, un état).» La vocation est quelque chose de sacré pour l'ego. C'est une forme d'expression de soi-même qui nous apporte de profondes satisfactions, et nous permet d'exprimer notre créativité et notre aptitude à innover. Elle nous permet également de servir les autres et de collaborer avec eux d'une façon unique et personnelle. C'est quelque chose que nous exécutons avec brio et avec joie. Les clients paient avec plaisir pour le service de quelqu'un qui aime son métier. Les gens qui ont suivi leur véritable vocation sont un plaisir à côtoyer et à regarder, car ce qu'ils font revêt les caractéristiques d'une forme d'art.

Chaque être humain est né pour travailler dans le domaine qui lui convient naturellement. Une façon d'avoir une bonne idée du sentiment de vocation chez une personne est de l'interroger sur ses intérêts en dehors de son travail. Par exemple, elle est peut-être employée des postes, mais ses yeux s'allument et sa voix vibre quand elle dit: «J'étudie le piano dans mes temps libres.» Dans ce cas, voilà sa vocation. D'autres questions révéleront si elle serait plus heureuse en jouant du piano ou en l'enseignant, ou même en composant de la musique. En présence de personnes qui ont un but dans la vie, on a l'impression qu'elles sont épanouies.

Quand les gens ne font pas ce qu'ils aiment, on peut toujours déceler un courant sous-jacent de résistance et de mécontentement lorsqu'ils discutent travail. On a l'impression qu'ils portent un fardeau. C'est comme s'ils portaient une veste trop petite ou trop grande pour eux. Quelque chose ne va pas et on peut sentir l'inconfort. Faire ce que nous aimons ne se traduit pas nécessairement en revenus à court ou à moyen terme, mais si on reste honnête envers soi-même en ce qui a trait à notre vocation, on finira par gagner sa vie dans son domaine. L'abdication survient quand nous sacrifions ce que nous aimons le plus pour réclamer une autre forme d'emploi qui suffira à peine à payer nos comptes et à voir à notre survie physique.

Bien sûr, il vaut toujours mieux, pour notre estime personnelle, travailler à peu près n'importe où plutôt que vivre de l'aide sociale ou compter uniquement sur la générosité de nos parents. L'aide sociale s'adresse aux gens qui ne peuvent subvenir à leurs besoins, mais elle a un inconvénient. Il a été démontré qu'après avoir reçu pendant six mois ou un an des prestations d'aide sociale, la plupart des bénéficiaires perdaient la motivation de se trouver un emploi.

Toute forme de dépendance gruge notre pouvoir personnel, diminue notre estime de soi et, par extension, mine notre confiance en soi. Nous n'avons plus d'énergie, de concentration ou d'ambition, nous sentant de plus en plus incapables d'affronter le défi des entrevues de travail, d'entendre le mot non et de parcourir le marché afin de trouver un emploi. Mettre fin aux prestations d'aide sociale au bout d'une certaine période peut sembler cruel, mais il s'agit souvent d'un éperon nécessaire pour que les gens replongent dans l'action et soient obligés de faire face à leur peur du rejet et de l'échec. Comme ils sont forcés d'affronter leur hantise ou d'avoir faim, leur estime personnelle se met à remonter à mesure qu'ils redécouvrent qu'ils ont toute l'énergie et l'intelligence qu'il faut pour être autoproductifs et autosuffisants.

Les gens qui, tôt dans leur vie, sont payés pour faire ce qu'ils aiment sont l'exception. La plupart des gens ont différents emplois et s'attachent à un certain nombre d'options de carrière avant de finalement en choisir une. En général, c'est un processus d'essais et d'erreurs motivé par l'intérêt financier. La pression pour gagner de l'argent, que ce soit pour faire vivre une famille ou mener un train de vie particulier, fait que les gens se résignent à faire un travail qu'ils tolèrent mais qu'ils n'aiment pas.

Le moyen d'éviter ce piège est d'abord de bien clarifier ce qu'est votre vision de votre véritable intérêt ou vocation, c'est-à-dire de votre passion. Ensuite, il faut vous en tenir à cette vision sans jamais en déroger, quoi qu'il arrive. L'abdication se manifeste quand on abandonne notre vision. Prendre n'importe quel emploi afin de payer ses factures n'est jamais une abdication du moment qu'on se sert de cet emploi comme étape vers la réalisation de notre vocation. En fait, utiliser le travail comme tremplin vers la réalisation de notre vision le transforme en un des aspects de notre vocation. Par exemple, si le commis des postes, dont le véritable amour est le piano, continue d'étudier la musique, en compose et peut-être joue en public les week-ends, alors il vit sa vocation. Son emploi temporaire de commis postal devient une simple étape dans sa stratégie à long terme. Dans ce contexte, il n'est pas à la remorque de son travail, mais plutôt actif quant à

sa carrière de musicien. Il n'abdique pas; il fait des choix straté-
giques et ses compromis ne visent qu'à le faire avancer vers une
carrière de musicien professionnel.

Par ailleurs, s'il en vient à trouver que son travail de commis
des postes est satisfaisant et agréable, tout en gardant le piano
comme travail secondaire, cela est fort bien; il saura qu'il a pris
la bonne décision, car il n'aura ni regrets ni doutes sur son choix.
Les regrets et les doutes, en ce qui a trait à la vocation, indiquent
que nous avons abandonné notre vision et que nous avons abdiqué en cours·de route.

Un autre domaine où nous nous prostituons couramment est
celui de nos relations proches. Comme il est fréquent que nous
soyons avec quelqu'un pour des raisons purement économiques
ou sociales, et non parce qu'on l'aime véritablement! Certains
s'enlisent dans une relation où règne la violence, même au risque
de graves blessures, par peur de se retrouver dans la rue ou de
perdre la face devant leurs amis et connaissances.

Bien sûr, tous les efforts doivent être faits pour remédier à ce
qui ne va pas dans notre relation, tout d'abord en examinant la
façon dont nous contribuons nous-mêmes au différend, à l'aliénation ou au manque d'amour. Nous commençons par prendre
la responsabilité de tout ce qui peut advenir dans notre vie.
Après tout, nous sommes la cause de notre propre expérience,
nous devons donc nous observer nous-mêmes profondément et
honnêtement afin de trouver la source du conflit que nous vivons
avec l'autre. Généralement, en se guérissant soi-même, on guérit la relation. Parfois, quand nous avons résolu nos propres difficultés, il apparaît que cette relation ne nous convient plus, ou
est impossible à sauver, et nous y mettons fin.

L'abdication survient souvent autour du mot «non». Par besoin d'être aimé et approuvé, ou parce qu'on se sent dominé par
la forte personnalité, la popularité, la beauté physique de quelqu'un, on accepte quand celui-ci nous demande quelque chose,
n'importe quoi. Peut-être notre conditionnement religieux nous
a-t-il programmés pour le sacrifice de soi et l'abnégation, et que
nous nous sentons appelés moralement à répondre oui aussitôt

qu'une requête légitime nous est adressée. Combien de fois finissons-nous par accepter des engagements que nous regrettons par la suite? Au moment de dire oui, nous voulions faire plaisir à l'autre, ou alors, moins généreusement, nous avions peur de perdre son approbation. Mais dans notre hâte de plaire, nous refoulons notre propre voix intérieure, celle qui aurait murmuré non.

Cette attitude est de l'abdication, et tant qu'on ne donnera pas préséance à notre écoute intérieure plutôt qu'à notre besoin d'approbation, nous vivrons toujours des situations que nous regretterons. Il s'agit là d'un autre facteur majeur derrière la rupture d'ententes, qui cause d'authentiques déceptions, colères, et du ressentiment chez les autres. C'est faire du tort et c'est un manque d'intégrité que de dire oui quand on pense non. Une fois qu'on a dit oui, cependant, nous devrions tenir parole, ou à tout le moins tenter de renégocier notre entente. Mais simplement ne pas faire ce qu'on a promis de faire est un choix inacceptable, car il détruit notre crédibilité, mine nos relations et sape notre estime personnelle.

L'abdication ne doit pas être confondue avec la disposition au compromis. Le compromis délibéré est un élément essentiel dans le succès des relations humaines. Il lubrifie la roue de l'interaction humaine; c'est également une expression de notre générosité et de notre abondance intrinsèque. Le compromis intelligent nous permet de faire avancer nos projets sur le marché de la vie. Il mène à une façon détendue et confiante d'être dans le monde. Nous connaissons notre vocation ainsi que nos buts à atteindre, et nous utilisons le compromis pour ce faire. Nous faisons des compromis dans l'action du quotidien, mais nous ne sacrifions jamais notre vision ou nos valeurs fondamentales en cours de route. Le compromis n'est pas un pacte avec le Diable, mais plutôt un ensemble de concessions où tout le monde, y compris nous, gagne.

Le témoignage de Lyse

J'ai toujours su que j'allais faire carrière dans quelque chose que j'aime, bien que mon père eût préféré que je sois secrétaire ou assistante de bureau... idéalement dans notre entreprise familiale. Je sentais que j'avais besoin d'un milieu où je pourrais m'exprimer de façon créative, où je pourrais offrir un service qui me passionne. Puisque j'avais une passion pour la beauté, je suis devenue esthéticienne. J'aimais voir des femmes rayonner avec une confiance et un amour de soi ravivés, après le traitement que je leur avais administré. J'ai ouvert mon premier salon à seize ans, j'en ai fait un succès et je l'ai vendu dix ans plus tard. Il était temps de partir.

Plus tard, j'ai réalisé un vieux rêve : travailler pour le plus gros fabricant au monde de cosmétiques, qui avait un comptoir dans un des plus grands magasins du centre-ville de Montréal. J'ai cru que j'allais beaucoup apprécier cette occasion de relever un nouveau défi et d'avancer dans ma carrière, mais après un certain temps je me suis rendu compte que je n'aimais vraiment pas cet emploi. J'étais responsable de cinq filles qui travaillaient au comptoir des cosmétiques, et j'en suis venue à être dégoûtée de la manière dont cette firme traitait ses employées. Même si, comme directrice des ventes, j'avais considérablement augmenté le volume hebdomadaire des ventes, j'en avais assez. Leur vision semblait se limiter strictement à faire de l'argent et à accroître leur pouvoir financier. J'ai trouvé que leur prétention d'être une entreprise qui se soucie des gens et de l'environnement était hypocrite. Les patrons exploitaient les filles et tiraient avantage de leur vulnérabilité. Les chèques de commission étaient souvent retardés pendant des mois, mais si une employée commettait la moindre erreur, elle était réprimandée. L'entreprise ne se préoccupait pas du tout du bien-être de son personnel. Sa stratégie était clairement de presser leurs employés comme des citrons et de donner le moins possible en retour. C'était unidimensionnel : vente et marketing, et pas de cœur. J'avais environ vingt-six ans à cette époque et j'ai eu un ulcère d'estomac à cause du stress au travail. Les dimanches soir, j'étais incapable de dormir, perturbée à l'idée de passer une autre semaine de travail dans cette atmosphère. Tant pis pour l'industrie cosmétique ! J'ai décidé d'envisager autre chose.

J'avais conservé cette vision d'apporter aux gens quelque chose de plus profond que simplement améliorer leur apparence physique. À peu près au même moment, j'ai commencé à faire de la méditation zen et de la respiration consciente. Graduellement, je suis devenue de plus en plus sensible en pratiquant ces deux techniques. Je crois que j'ai toujours été sensible, mais je le dissimulais en le déniant, afin de me protéger moi-même. J'avais tellement de peurs refoulées et d'émotions que je n'arrivais plus à distinguer mes propres sentiments de ceux que j'empruntais aux autres. Je suis également devenue très consciente de la douleur des gens autour de moi, en particulier dans les transports en commun. Je voyais des gens de toutes races et de toutes nationalités, dont plusieurs avaient sans aucun doute immigré au Canada en vue d'échapper à la guerre, à la persécution et au dénuement, et j'ai observé des signes d'angoisse sur leur visage, j'ai senti leur peur, leur douleur et leur chagrin. Cette empathie a accéléré mon départ du milieu des cosmétiques et m'a aiguillée vers le travail que je fais aujourd'hui.

Après environ deux ans et demi de pratique zen, mon professeur me fit remarquer un jour qu'elle m'avait vue enseigner ce que j'étais en train d'apprendre. Cela me prit par surprise parce que je n'avais jamais envisagé d'entraîner les autres en méditation ou en respiration consciente. Ce commentaire positif m'a néanmoins encouragée et, peu après, je commençais à diriger des séminaires appelés « Qui suis-je ? » les weekends, et qui comportaient une introduction à la méditation zen. J'aimais voir la différence que la méditation faisait dans la vie des gens. Pendant près d'un an et demi, j'ai gardé mon travail dans les cosmétiques parallèlement aux séminaires.

Après un certain temps, j'ai pris mon courage à deux mains et j'ai quitté la plus grosse firme de cosmétiques au monde, espérant que l'enseignement saurait pourvoir à mes besoins matériels. C'était un acte de foi, mais je n'ai jamais regretté ma décision de me consacrer à mon travail de transformation à plein temps. En plus des séminaires de fin de semaine, j'ai commencé à donner des séances privées de respiration consciente à certains de mes étudiants. En fait, ma meilleure amie de l'époque avait décidé de suivre une série de dix séances avec moi. Elle était ma première élève, et son engagement à prendre une série de dix séances a fouetté ma confiance en moi.

Avec le recul, je me rends compte que m'accrocher à mon travail dans les cosmétiques pendant plus d'un an a été douloureux pour moi. Donner des séminaires le week-end était une expérience excitante et formatrice, mais le retour les lundis matin au comptoir de produits de beauté me faisait précisément l'effet contraire. J'étais outrée de contribuer aux profits d'une firme pour laquelle je n'avais aucun respect. De plus, j'étais devenue très consciente de la nature illusoire de l'image corporelle, ce à quoi se résume l'industrie cosmétique. Je voyais et sentais le manque d'assurance et d'estime personnelle d'un bon nombre des femmes qui venaient me voir dans le but de paraître plus belles. C'était comme si leur amour-propre entier était contenu dans leur apparence physique. Je savais qu'elles souffraient, et je détestais être en position d'alimenter leurs peurs et leur vanité, mais il me fallait bien survivre financièrement.

C'est mon amour pour la beauté et l'esthétique qui m'a d'abord menée aux cosmétiques. En devenant plus consciente grâce à la méditation et à la respiration consciente, j'en suis venue à penser que la véritable beauté était interne. Bien que j'aie souffert pendant les derniers moments où j'étais dans l'industrie, je ne le regrette pas. Mais si j'étais restée plus longtemps que nécessaire, afin de tenir le coup financièrement, je serais sûrement tombée dans le piège de l'abdication. En me remémorant ce passé, je crois que le fait d'être restée dans le domaine des cosmétiques a été un tremplin pour ma vocation actuelle de *coach* et d'organisatrice de séminaires. Oui, ce fut difficile et douloureux de vendre des produits auxquels je ne croyais plus. Néanmoins, cette période de transition était nécessaire : je n'avais aucun revenu, sauf celui que me procurait mon travail.

J'aurais pu continuer de vendre des cosmétiques pour garantir ma sécurité financière, mais cela m'aurait coûté mon bonheur et, ultimement, ma santé. L'honnêteté envers soi-même exige du courage et le goût du risque ; elle apporte ses difficultés à court ou à moyen terme. À long terme, toutefois, c'est le chemin le plus facile – le chemin de la plus faible résistance –, car c'est celui du cœur. Refuser d'abdiquer et toujours écouter son cœur est avantageux : cela apporte une profonde satisfaction et de la joie à notre travail. Capituler devant nos peurs et sacrifier notre vocation au nom de la sécurité matérielle ou de l'approbation des autres nous laisse inévitablement vides et amers. Il est important de toujours se rappeler cet adage, qui a passé l'épreuve du temps : «Là où il y a de la volonté, il y a un moyen.»

Mon année et demie dans l'industrie cosmétique a été facilitée par le fait que je savais qu'il ne s'agissait pas d'une fin en soi, mais d'une étape. Quelque chose de vivant en moi était en train de se matérialiser, et cette vision a fouetté ma vitalité. Je ne travaillais plus pour une firme de cosmétiques. Au contraire, la firme travaillait maintenant pour moi, me soutenant sur le chemin menant à la réalisation de mon rêve. À partir du moment où je me suis promis de changer mon rêve en réalité, je n'étais plus dépendante d'un emploi que j'avais fini par détester, mais j'allais de l'avant en réalisant ma vision. J'ai réussi à transformer une carrière sans possibilités d'avancement en tremplin pour vivre ma passion.

L'autosabotage

Un grand animateur de séminaire fit un jour observer que le changement engendre des bouleversements. Comme c'est vrai! Le changement est inévitable, mais l'esprit est accoutumé à ses bons vieux *patterns* qui comblent la routine du quotidien. Même si ce qui nous est familier est ennuyeux ou désagréable, au moins nous savons à quoi nous attendre, nous savons comment survivre et nous en sortir. Toutefois, le changement doit survenir, même contre notre volonté, et il nous faudra trouver le courage et l'énergie pour l'affronter. En fait, le changement est un principe évolutif, car sans lui nous ne serions pas stimulés à explorer, à inventer, à créer, à nous adapter, à grandir et à nous connaître nous-mêmes. Sans changement, nous stagnons. C'est le changement qui nous amène à nous poser les questions les plus profondes: Qui suis-je? Quel est mon but? Y a-t-il un sens à ma vie?

Notre résistance au changement se fonde sur l'urgence primale de notre survie corporelle. Le changement porte en lui une menace à l'apparente sécurité du *statu quo*. Le changement peut nous coûter notre emploi, notre maison, notre richesse, notre santé, nos relations, notre style de vie. Il détruit ce qui est vieux pour faire de l'espace à ce qui est neuf. Mais le neuf représente l'inconnu, et ce dernier inspire la plus grande des peurs. Pour toutes ces raisons, le changement engendre des bouleversements.

D'un autre côté, le changement nous bouscule suffisamment pour que nous posions la question «Pourquoi?», et que nous cherchions à atteindre une expression personnelle, une conscience et des connaissances toujours plus grandes. Cette dynamique interne nous incite à évoluer, et quoi que nous fassions pour supprimer son pouvoir, elle continuera de nous pousser vers l'avant. La plupart de nos problèmes proviennent de nos efforts à tenter de nier son expression. Mais fuir le changement, c'est fuir la vie elle-même, et cela mène inévitablement à la dépression, à la mauvaise santé, à la pauvreté, à la solitude, au sentiment de vide ou, plus simplement, à l'ennui profond.

La vie nous offre continuellement des occasions d'évoluer. L'esprit tente d'y résister, et c'est là que l'autosabotage entre en jeu. Par exemple, supposons que nous nous soyons sentis piégés dans un emploi sans intérêt et routinier et que nous aimerions bien nous engager dans un emploi plus stimulant. Un jour, l'occasion se présente, mais ce nouvel emploi étant dans une entreprise qui démarre à peine, cette aventure risque de se solder par un échec. Néanmoins, les chances de réussite sont bonnes, les instigateurs du projet ont fait leurs preuves avec brio et nous avons reçu une offre de nous associer aux propriétaires de cette nouvelle entreprise, avec un salaire raisonnable et une participation aux bénéfices.

De plus, puisque l'entreprise est en pleine expansion, il y aura beaucoup de possibilités d'avancement, et ce qu'il y a de plus motivant dans la description de tâches, on aura besoin d'équipes de travail et d'innovation. Tout cela amène du changement, donc une menace, et ainsi le mécanisme de l'autosabotage entre en jeu. Des doutes surviennent: «J'ai une femme et des enfants à faire vivre», «Je suis probablement trop vieux à trente-huit ans pour m'engager dans quelque chose de nouveau et réussir», «Je ferais mieux de ne pas bouger. C'est plus sage d'être prudent que d'être follement déçu». Malgré toutes ces pensées, je parle à ma femme de la nouvelle possibilité et je partage avec elle mes pires craintes. Elle s'est toujours consacrée à mon bonheur et elle me soutiendrait si je choisissais de me lancer dans cette nouvelle aventure.

Peut-être ma femme rêve-t-elle secrètement de voir le jeune homme impétueux dont elle est tombée amoureuse de retour auprès d'elle. Cependant, alors que je partageais mes pires craintes avec elle au sujet d'un nouvel emploi, je finis par la convaincre, involontairement peut-être, qu'un changement de carrière à ce moment-ci pourrait tourner au désastre. Je l'ai *infectée* avec ma peur de l'inconnu et l'ai intégrée à ma prédiction qui se réalise selon laquelle ça ne marchera pas. Maintenant, nous sommes bien assurés tous les deux, et nous nous assurons mutuellement que le *statu quo* est le seul chemin sûr et sensé à suivre. Nous sommes tous les deux d'accord: c'est absolument illusoire.

«L'union fait la force»: nous sommes résignés et insatisfaits, mais au moins en un seul morceau!

Si nous voulons vivre dans le présent et jouir pleinement de la vie, nous devons apprendre à accueillir le changement, ou du moins à ne pas y résister. Réagir à l'imprévu nous demande de garder les yeux bien ouverts. Le changement est risqué, mais la vigilance réduit le risque au minimum. Les gens qui traversent la vie en somnambules se font inévitablement renverser par un futur toujours proche, mais toujours inconnu. Le mode de vie de l'autosabotage est une tentative futile de contrecarrer le principe évolutif sous-jacent au changement, et il aboutit à la stagnation, au pouvoir personnel diminué et à l'estime personnelle affaiblie. Nous serons mieux servis en développant la conscience de la façon dont ce mécanisme fonctionne dans nos vies. Avec de la pratique, nous serons capables d'y renoncer et d'apprendre à ouvrir les bras plutôt que de résister à ce que la vie nous offre dans le moment présent. Le changement peut être déstabilisant, mais il représente toujours une occasion. Cela veut-il dire qu'il faut faire fi de toute prudence? Non. Le vieil adage selon lequel «La prudence est le meilleur attribut du courage» tient toujours. Éliminer le mécanisme de l'autosabotage ne signifie pas éliminer la prudence, celle-ci jouant le rôle d'un premier avertissement de nous tenir à l'écart du chemin du mal.

L'autosabotage se manifeste sous des déguisements variés. Par exemple, nous pouvons consciemment croire que nous sommes ouverts au changement et prêts à accepter de nouvelles possibilités, alors qu'inconsciemment nous résistons au changement à tout instant. Revenons à notre exemple et réécrivons certains passages du script. Commençons avec le même scénario: une aventure dans une nouvelle entreprise avec un grand potentiel, une aventure aussi stimulante pour cette entreprise que pour nous. Cette fois, cependant, au lieu qu'elle se termine dans la sécurité, nous décidons d'accepter le nouveau défi. Nous réussissons à convaincre notre femme que le risque en vaut la peine. Nous nous lançons dans l'aventure avec beaucoup d'enthousiasme et de verve, en épatant la galerie par notre attitude et notre efficacité.

À un certain moment, notre mécanisme inconscient d'auto-sabotage vient se mettre en place pour que se produise l'échec. On commence à se sentir débordé par des sentiments de doute ou de dépression et à perdre confiance en soi. Peut-être que notre insécurité nous fera prendre de mauvaises décisions d'affaires. Ou alors, nous ferons quelque chose d'insensé, comme nous commettre dans un conflit de personnalité avec un collègue ou frauder l'entreprise en gonflant nos dépenses, ou encore attaquer verbalement un client important. Les possibilités ne manquent pas, mais ce qu'il est important de noter, c'est à quel point notre autosabotage échafaude des scénarios qui mènent à l'échec de notre projet. Nous risquons vite de nous retrouver au même point où nous étions au moment de nous lancer dans l'aventure ou, peut-être, dans une situation encore pire.

La peur du changement est responsable du dénouement des deux scénarios dont nous venons de faire état. Souvent, la culpabilité y joue un rôle. Par exemple, il est possible que nous résistions inconsciemment à l'idée de surpasser les accomplissements de notre père ou d'avoir de meilleurs revenus que lui. D'une certaine manière, nous pensons qu'il n'est pas bien de faire mieux que nos parents. Ou alors, nous craignons la jalousie des autres : si nous passons à un échelon supérieur, nous risquons de perdre nos vieux collègues et associés. Le changement a l'effet ondulatoire de l'eau où on a jeté un caillou, et un seul événement majeur dans notre vie affecte toutes nos relations et les circonstances qui nous entourent. Encore une fois, nous sommes confrontés à l'inconnu.

L'autosabotage nous maintient plus ou moins dans l'état actuel des choses ; il est la garantie qu'en dépit de nos meilleurs efforts apparents, nous finissons toujours à peu près au même point où nous étions au départ. En observant attentivement le fonctionnement du mécanisme d'autosabotage en nous, nous pouvons nous en guérir. La peur de l'inconnu nourrit notre résistance au changement. En prenant conscience, par la méditation ou la connaissance de soi, du substrat immuable de l'existence, le Soi, nous ne nous sentons plus menacés par un avenir sur lequel nous n'avons aucune prise. En fait, tant le futur que le passé n'exercent plus leur emprise sur ceux qui vivent consciemment, respirent et agissent dans l'éternel présent.

Chapitre 6

Le leadership transformationnel

Yogastah kuru karmani.
S'affirmer et agir à partir de l'être, s'engager dans l'action.

Bhagavad-gītā, ch. 2, verset 48

Le chapitre précédent mettait l'accent sur quatre façons négatives de vivre dans le monde qui non seulement reflètent une faible estime de soi, mais finissent également par la miner complètement. Afin de transformer cette dépossession de pouvoir et ce mode de vie basé sur la dépossession, nous devons d'abord assumer la responsabilité de là où nous en sommes. Cela commence par se débarrasser de la croyance apitoyée selon laquelle *Je suis une victime.*

Comme nous l'avons vu précédemment, se cramponner à cette attitude nous emprisonne dans l'esprit et le comportement d'une victime. Et, comme toute prédiction qui se réalise, nous créons continuellement des situations qui ne servent qu'à renforcer cette spirale descendante malsaine. Dès le moment où nous décidons d'être responsables et d'admettre que nous sommes la source à la fois de notre histoire personnelle et de la situation présente, nous choisissons d'être un leader. Qu'entendons-nous par leader ? Dans le contexte du leadership transformationnel, cela signifie prendre les rênes de sa vie. Un autoleader n'est ni un chef de meute ni le mouton du troupeau. Être un autoleader signifie être proactif, pouvoir se régénérer, s'affirmer, être honnête et responsable. À partir du moment où on assume véritablement la responsabilité de ce qui a été, est et sera dans sa vie, on subit une transformation et ces qualités se mettent à se développer.

Le leadership est aussi une habileté et un art ; la responsabilité en est l'essence et le fondement. L'art du leadership, cependant, requiert en plus des connaissances et des aptitudes. L'habileté dans l'action caractérise le vrai leader. Ceux qui ont pris la responsabilité d'eux-mêmes et qui ont démontré une maîtrise dans leur domaine d'action inspireront, par leur seul exemple, d'autres personnes à s'élever aussi jusqu'à leur plein potentiel. Ce chapitre sera consacré à l'art du savoir-faire à l'œuvre.

Le leadership commence par soi-même

Le leadership part de soi-même. En général, les gens associent le leadership à la gestion d'entreprise et au gouvernement, mais ce n'est là qu'un aspect du leadership. Le leadership est d'abord et avant tout un état d'esprit et il commence par une transformation personnelle. On naît rarement leader, on le devient. Dans notre monde, les enfants sont généralement élevés à être passifs, réactifs et à éviter ce qui est désagréable, inhabituel ou risqué. La plus grande part de ce conditionnement provient inconsciemment des parents, des enseignants et de l'environnement social.

L'ère industrielle qui nous a précédés a encouragé ce conditionnement rigide, les usines ayant besoin d'un personnel qui pouvait fonctionner plus ou moins comme des machines : exécuter les ordres sans poser de questions, travailler de longues heures l'esprit engourdi, faire un travail routinier, éviter la douleur d'être congédié ou rétrogradé, etc. Dans notre nouvelle ère de l'information, de mondialisation et de la prestation de services, cette mentalité d'*usine* ne tient plus et ceux qui ne se sont pas adaptés souffrent énormément du stress, du manque de confiance en soi et de la perte d'estime personnelle. Pour ces raisons, le leadership doit être appris, c'est-à-dire que les gens doivent se transformer, passer de la passivité, de la réaction et de l'obsession de la sécurité à l'action, à la création et à l'adaptation, bref, détenir les qualités d'un autoleader.

De plus, l'autoleader doit savoir comment transmettre ce qu'il a appris aux autres. Il est à peu près impossible de réussir quelque projet que ce soit si nos associés fonctionnent toujours selon la vieille mentalité de passivité, de réaction, de déni et d'évitement de tout ce qui n'est pas facile et rassurant. Le leadership ne se limite pas seulement à la vie professionnelle, mais il inclut la famille et les amis, tout comme les réseaux social et spirituel.

Il existe un certain nombre d'aspects essentiels du leadership qu'il faut étudier individuellement et intégrer en cette nouvelle ère. Certaines de ces capacités comportent les éléments suivants :

- Communiquer pour l'action et les résultats ;
- Stimuler la participation ;
- Travailler à partir d'une vision, d'une volonté, d'objectifs et d'intentions ;
- Considérer les pannes comme des occasions ;
- Générer l'action de l'intérieur de soi ;
- Répondre à l'imprévu au lieu d'y réagir ;
- S'adapter à la rapidité des changements sociaux, économiques et technologiques ;
- Être indépendant dans l'action, mais interdépendant au sein de réseaux ;
- Penser globalement en agissant localement ;
- Cultiver une relation organique avec son environnement.

Communiquer pour l'action et les résultats

La plus grande partie de ce que nous appelons communication n'est à peu près rien d'autre que la description verbale et écrite d'objets et d'événements, des récits et des ragots, la projection d'une image de nous-mêmes que nous voulons créer et le camouflage de nos réels sentiments, intentions et actions. Nous utilisons le langage surtout pour nous acquitter de la routine quotidienne qui prend la forme de requêtes, comme commander un repas dans un restaurant ou demander à un employé d'effectuer une tâche spécifique.

Parfois, la communication est extrêmement divertissante et stimulante, comme dans une soirée où se trouvent plein de gens intéressants. Le plus souvent, cependant, notre discours contribue en fait à la confusion, au conflit et à l'apathie, minant ainsi nos projets et ceux des autres.

Aucune de ces formes de communication n'a le pouvoir de provoquer un changement positif ou une transformation de notre environnement ou de nous-mêmes. En réalité, c'est l'opposé qui arrive le plus souvent. Nous utilisons le langage pour garder nos vies prévisibles et pour nous embourber dans le *statu quo*. Pire, notre discours peut réellement affecter le bien-être et l'estime personnelle des autres et de nous-mêmes. Toutefois, cela est en grande partie inconscient. Nous avons un courant continu de dialogue interne qui se poursuit dans nos têtes et qui provient de notre inconscient. La grande part de ce dialogue interne est enracinée dans la peur et est la source de notre apathie, de notre indécision et de notre frustration. Lorsque nous ouvrons la bouche pour parler, notre dialogue interne devient un dialogue externe, suscité principalement par nos doutes inconscients, notre anxiété et nos préjugés. Tout cela se transmet à notre environnement, tel un virus qui infecterait nos interlocuteurs et déclencherait leur insécurité.

En observant ce que nous ressentons à la suite d'une conversation d'une quinzaine de minutes avec quelqu'un, nous verrons que notre corps nous dit ce que nous avons reçu de cette personne. De la même façon, le corps de cette personne l'informera de ce qu'elle a reçu de nous. Ses mots et nos mots ont pu paraître agréables en surface, mais l'un de nous, ou les deux, risque néanmoins de ressentir une perte d'énergie.

Ce que les gens disent et ce que ces mots signifient vraiment sont souvent deux choses différentes. Si nous voulons savoir ce qu'une personne veut réellement dire quand elle nous parle, il faut aller au-delà de ses mots et rentrer en soi pour voir si nous nous sentons revivifiés et paisibles, ou si, au contraire, nous nous sentons bousculés et vidés. Et pour savoir ce que nous voulions réellement dire en parlant à cette personne, il faudrait lui demander d'être honnête et de nous dire comment elle se sent dans son corps après avoir eu cette communication. Autrement dit, sentons-nous une hausse ou une baisse de notre bien-être en présence de l'autre ? Et l'autre, se sent-il mieux ou pire en notre présence ? Nous devons nous discipliner à écouter au-delà de la signification littérale des mots et des gestes si nous voulons connaître les véritables intentions de toute communication.

Le premier pas dans la transformation de notre manière de communiquer est de devenir conscient de notre dialogue interne et de l'effet qu'il provoque non seulement sur nous, mais aussi sur les autres. Communiquer pour s'épanouir, comme mode de vie, voilà le but; mais, pour y arriver, nous devons d'abord nous engager personnellement à mettre de l'ordre dans notre dialogue interne. Ensuite, il faut nous débarrasser de tout ce que notre inconscient a de négatif et le brûler dans le feu de la conscience de soi. La respiration transformationnelle, la connaissance de soi et la méditation sont les moyens les plus efficaces pour guérir l'esprit de ses tendances négatives. Enfin, il faut s'habituer à observer la façon dont nous communiquons, et noter tout propos négatif ou oppressant que nous transmettons aux autres.

Avec la pratique, nous serons en mesure de repérer les pensées négatives ou aléatoires qui surgissent dans notre conscience et les arrêter avant que les mots soient prononcés. Au bout d'un certain temps, en persistant dans l'observation de soi combinée aux moyens de purification dont il vient d'être question, la pensée négative disparaîtra tout simplement. Communiquer à partir d'un contexte d'épanouissement, c'est notre état naturel et cela contribue à la fois fortement et silencieusement à la paix, au bonheur et au bien-être des autres.

En ce qui a trait au leadership transformationnel, la communication est radicalement différente de ce qui a été décrit précédemment. Normalement, la communication a tendance à nous maintenir à la remorque des circonstances, c'est-à-dire à nous résigner, à déprimer et à être hypnotisés par l'inexorable flot de propagande et par la routine quotidienne. La communication transformationnelle, en revanche, tend à éveiller notre réel potentiel, nous habilite à réaliser ce potentiel et nous permet de briser notre dépendance à une mentalité collective peu souvent remise en question et qui est malsaine. Au lieu de supprimer une authentique expression de soi, cela pourrait libérer un vaste réservoir caché d'intelligence créative.

La créativité ne doit pas être séparée des résultats. Quand nous disons que telle personne est créative, nous entendons qu'elle est en train de produire un résultat novateur dans l'univers physique. Les artistes sont reconnus comme créateurs en raison de l'originalité de leur œuvre ; les scientifiques en raison des nouvelles percées issues de leurs recherches ; les entrepreneurs ont une grande capacité à voir les occasions uniques et à les transformer selon les réalités du marché, etc.

À titre d'étudiant préparant sa licence, je [Duart] me suis inscrit à un cours sur l'histoire de la pensée économique. J'ai été frappé de voir que la plupart des penseurs économiques renommés que nous étudiions avaient eux-mêmes étudié d'autres illustres économistes. « Se pourrait-il que ce ne soit qu'une coïncidence ? » me demandais-je. J'en suis venu à la conclusion que la façon dont ces penseurs exceptionnels communiquaient avec leurs étudiants avait un effet transformationnel, non seulement sur la manière de penser de leurs protégés sur l'économie, mais aussi sur leur processus de pensée lui-même. Ils ont appris à leurs étudiants à examiner des affirmations non vérifiées ou à poser des questions que personne n'aurait osé avancer ou auxquelles personne n'avait pensé. En tant que penseurs originaux dans leur domaine, ils ont su transmettre leur mode de pensée à propos de la pensée elle-même, inspirant ainsi la confiance en soi et l'éveil de l'intelligence créative de leurs étudiants. Le réel pouvoir de la communication ne réside pas dans la transmission de l'information, mais plutôt dans le fait de rendre ceux à qui on la transmet aptes à réaliser leurs propres percées scientifiques. Comme l'a écrit le poète américain e.e. cummings[5], « Always the beautiful answer who asks a more beautiful question[6] ».

La communication transformationnelle incite à poser des questions toujours plus profondes, par exemple : « Qui ou quoi ou d'où suis-je ? » Elle nous pousse à solliciter notre inconscient et à examiner nos propres conditionnements. Elle nous oblige à examiner nos croyances par rapport à la nature de la réalité, des assertions que nous avons inconsciemment adoptées parce qu'elles circulaient dans notre famille, chez nos professeurs, dans notre milieu, y compris dans les médias populaires. De plus, elle laisse celui qui reçoit la communication en plein centre de son univers et totalement responsable de lui-même.

La communication transformationnelle nous dispense de l'illusion que quelqu'un ou quelque chose quelque part va venir nous sauver ou nous donner une solution rapide à un problème. Elle nous considère comme déjà complets et entiers, et pleinement capables de nous occuper brillamment de notre coin particulier de l'Univers. Ainsi, le leader transformé ne mène pas les gens par le bout du nez, mais il leur lance le défi d'assumer entièrement leurs responsabilités et les inspire par la confiance qu'il a en eux, en leur loyauté et en leurs compétences pour relever un défi, quel qu'il soit.

---

5. e.e. cummings n'utilisait jamais de capitales pour écrire son nom.
6. « Une belle réponse pose toujours une question encore plus belle. » [NDT]

Lorsque la communication est constructive, elle motive les gens à prendre des mesures efficaces afin d'obtenir des résultats concrets. Tant que nous nous percevons comme des êtres incarnés dans des corps physiques, nous devons assumer la responsabilité des lois importantes qui gouvernent le temps, l'espace, l'énergie et la matière. Dans ce monde, les résultats sont toujours mesurables et obtenus selon des mesures spécifiques dans le temps. Ceux qui réussissent dans leurs projets se rendent à cette évidence et prennent des moyens efficaces pour produire les résultats qu'ils attendent. Le leader transformationnel pourrait être un familier du Transcendant, mais il garde les pieds sur terre, dans le ici et maintenant du monde matériel. De cette façon, il mène par l'exemple, en démontrant que la plus haute philosophie accueille plutôt qu'elle ne rejette la réalité ordinaire de la vie quotidienne.

La communication transformationnelle *surfe* sur une vague d'intentions claires et fortes, reflétant un haut degré de conscience de Soi. Le silence est l'océan d'où surgissent de tels messages puissants, et ceux-ci ont une force presque physique. Le but n'est jamais de parler seulement pour parler, ni impressionner, cajoler, manipuler, camoufler, implorer, séduire, brimer ou menacer. Parler est l'expression sans mélange et sans distorsion d'une intention sous-jacente, dont le but est toujours de produire un résultat tangible, mesurable et agréable dans l'univers physique. C'est le yoga de l'action.

Stimuler la participation

Tout ce temps où nous nous sentons déconnectés de notre Source, nous nous sentons isolés et seuls dans l'Univers. Toutes les différences apparentes dans le champ unifié des sens se résolvent dans le domaine uni de l'Être d'où elles proviennent au départ. Quand nous avons l'intuition profonde de cette unicité ultime pénétrant toute chose, notre peur des différences disparaît. La peur est ce qui nous bloque dans la motivation de participation. Nous voyons l'autre comme une menace ou un compétiteur et nous cherchons à nous en défendre, à le contrôler ou à le dominer. La vie nous pousse dans des communautés qui, en réalité, sont des zones de combat camouflées sous un manteau de platitudes sur la bienveillance, le partage et la coopération. Si ce n'était pas le cas, il n'y aurait pas un si haut taux de dépression, d'épuisement professionnel, d'abus de substances, de divorce et de suicide; il n'y aurait pas non plus tant de procès coûteux.

Le leader transformé qui a atteint un haut degré de conscience de Soi est capable de voir à travers le voile qui nous sépare, et il se reconnaît en l'autre. C'est ce que l'on appelle de l'empathie; mais il ne peut y avoir d'empathie là où il y a de la peur. Tant que nous nous percevrons comme des êtres isolés, nous serons dominés par la peur et incapables de ressentir une véritable empathie pour les autres. Plus notre sentiment d'isolement est profond, plus nous devenons inaccessibles. Lorsque nous sommes en mesure d'éprouver de l'empathie, celle-ci étant distincte de l'attachement ou de la sentimentalité, les gens se sentent attirés vers nous et il s'agit là d'une véritable base pour créer de la participation dans notre vie et nos projets.

Stimuler la participation, c'est essentiellement inciter des gens à adhérer à nos projets, que ceux-ci soient du domaine des affaires, artistique, communautaire ou même un mariage. Le recrutement[7] ne doit pas être confondu avec le fait de vendre quelque chose à quelqu'un. Malheureusement, la vente est devenue un mot péjoratif associé à la manipulation, à la séduction, à la malhonnêteté et à une foule d'autres qualificatifs de même type. Cela ne devrait pas être le cas. Beaucoup de vendeurs sont parfaitement intègres et font preuve d'un haut niveau d'empathie dans l'exercice de leurs fonctions. Ces personnes sont en réalité des maîtres du recrutement et servent les gens par le procédé de la vente. Martin Luther King et le mahatma Gandhi sont des exemples de leaders qui étaient des maîtres du recrutement sans être reliés à la vente en soi. Le recrutement est distinct de la vente, mais ceux qui s'engagent dans une carrière en vente devraient maîtriser le recrutement dans le but de réaliser leur plein potentiel.

---

7. Les auteurs utilisent le terme *enrollment* en anglais; nous l'avons traduit par recrutement.

Le recrutement est d'abord et avant tout une façon d'être, puis en second lieu une technique. La technique est un aspect important du recrutement, par exemple pour ce qui est de gérer la peur qu'éprouvent certaines personnes à participer à un projet ou à déterminer ce qu'elles veulent accomplir par leur participation. Cependant, la technique seule ne fournit pas les résultats attendus. L'espace que nous mettons à la disposition des autres pour participer au même projet que nous est le cœur même du recrutement, et c'est une chose impossible à accomplir par la manipulation. Qui nous sommes et ce que nous sommes, voilà ce qui attire les gens vers nous, ou au contraire les fait fuir. Ceux qui usent de séduction ou d'artifices pour attirer les gens se leurrent. La séduction ne dure qu'un temps. Les gens voient clair et ce n'est qu'une question de temps pour qu'ils aient une nette idée du caractère et des motivations de ceux qu'ils côtoient.

Nous ne pouvons développer des partenariats engagés et à long terme basés sur la séduction, car en fait, la séduction se compare à un délit de fuite, et le problème c'est qu'elle revient invariablement nous hanter. En abuser détruirait notre crédibilité dans notre milieu, quel qu'il soit. D'un autre côté, la personne qui est authentique avec les gens, honnête et dévouée quant à leur bien-être et leur bonheur, verra ces gens vouloir naturellement participer avec elle. Aussi bien Gandhi que King incarnaient l'authenticité et le dévouement au bien-être et au progrès des autres, ce qui agissait comme un aimant attirant un grand nombre de *supporters* de leur cause respective. Ils étaient également des maîtres de la technique : ils savaient comment inspirer les gens par leur vision, leur parler de leurs peurs, déterminer leurs besoins et leurs demandes, renforcer leur amour-propre, les rendre loyaux quant à la tâche en cours et les encourager à ne pas abandonner avant d'atteindre leur but.

L'art du recrutement, c'est permettre aux autres de s'exprimer pleinement en notre présence. Cela ne signifie pas les écouter répéter sans fin leurs raisons de se plaindre ! Il s'agit plutôt d'une écoute active qui cherche à découvrir leurs aspirations les plus profondes aussi bien que leurs peurs, leurs frustrations et leurs chagrins les plus intimes. Cela signifie se pencher, non pas sur leur conditionnement mental, mais sur les passions les plus enfouies dans leur cœur. Cela signifie recréer au sein de notre propre expérience ce qu'ils ressentent et veulent vraiment. Cela signifie aussi écouter sans chercher à leur donner des conseils, les consoler, sans les approuver ni les désapprouver. C'est la véritable signification de l'empathie.

Dans cet espace du Soi, les gens se sentent en paix et profondément compris, et c'est sous ces conditions qu'ils s'autorisent à exprimer entièrement qui ils sont et ce qu'ils recherchent. Les préoccupations et les doutes s'amenuisent ou encore disparaissent quand ils sont communiqués à un interlocuteur réceptif et sans jugement. Une telle écoute permet à celui qui parle de passer de la confusion à la clarté, de l'ignorance de soi à la connaissance de soi, de l'esclavage à la liberté. La personne qui arrive à créer cette possibilité pour les autres ne manquera jamais de candidats pour participer à ses projets.

Ceux qui ont maîtrisé l'art de l'écoute savent ce qu'il est approprié de demander aux autres. L'art du recrutement est aussi l'art de l'invitation. Quand nous savons ce que les autres veulent, chérissent ou valorisent, nous savons alors quoi leur offrir. Généralement, les gens acceptent ce qui leur est offert s'il s'agit de quelque chose qu'ils veulent, chérissent ou valorisent. Ce qui fait qu'une personne n'ose pas accepter quelque chose qui correspond à ce qu'elle cherche, c'est invariablement ses peurs et ses doutes. Ceux qui ont maîtrisé le recrutement comprennent cela et savent comment soutenir la personne qui est en train de surmonter ses peurs et ses doutes. Tant que nous aurons un esprit, nous aurons des peurs. La technique pour faire face à la peur n'est ni d'y résister ni de la nier, mais plutôt de la laisser être, admettre qu'elle est là, puis continuer son chemin quoi qu'il en soit.

Étant donné que nous n'avons aucune garantie sur le dénouement des aventures dans lesquelles nous nous lançons, il y a toujours un risque d'échec, et c'est cette incontournable possibilité d'échec qui engendre la peur. C'est ce qui empêche les gens d'oser réaliser leurs rêves dans la vie. Une fois qu'il sait ce que l'autre veut vraiment, le maître en recrutement l'encourage à aller de l'avant et à prendre le risque, puisque l'autre choix est de se retirer et de se cacher sans sa coquille. Le retrait de la vie n'est ni satisfaisant ni paisible. Si nous encourageons les gens à prendre une distance par rapport à leurs rêves au nom de la prudence, nous sommes en fait déloyaux à leur endroit. En vérité, il n'y a rien de prudent à éviter le risque : cela ne sert qu'à nous affaiblir et à diminuer notre estime personnelle.

Lorsque quelqu'un décide de s'engager dans un projet, par exemple un mariage, il est inspiré par la vision de nombreuses possibilités. Celles-ci correspondent à ce qu'il désire intimement ou à ce qu'il cherche à exprimer. Dans le cas d'un mariage, il peut s'agir de vivre de l'intimité et de partager ses sentiments, de fonder une famille, de se construire une maison. Toutefois, le mariage comporte toujours un risque : le couple peut se découvrir incompatible, des revers financiers sont possibles, l'un ou l'autre des conjoints peut devenir physiquement ou mentalement handicapé, etc.

C'est pourquoi, au moment où une personne est sur le point de s'engager dans un mariage, les peurs et les doutes, les *et si… ?* la hantent. Et si la relation tournait au vinaigre ou si un enfant naissait avec un handicap ou s'il n'y avait pas assez d'argent pour élever une famille ? Si la personne qui envisage le mariage connaît quelqu'un à qui elle peut librement confier ses craintes, elle sera alors en mesure de surmonter ses doutes. Si celui qui partage ses doutes est capable d'écouter sans résister, sans réagir, juger ni tomber dans le piège de donner des conseils, alors il a rendu un fier service au futur marié.

Savoir écouter les peurs et les doutes d'une autre personne est une technique clé nécessaire à la maîtrise du recrutement. La plupart d'entre nous sommes mal à l'aise devant la détresse des autres ; nous essayons immédiatement de dire ce que nous en pensons ou d'offrir des paroles de consolation, afin de faire en sorte qu'ils aillent mieux. En réalité, c'est notre propre détresse que nous tentons de fuir. Pour ce qui est d'une personne qui envisage le mariage, elle a besoin de quelqu'un qui reçoit pleinement ce qui lui est communiqué, sans renchérir avec ses propres difficultés. Une telle écoute est un espace dans lequel l'autre peut se décharger de son fardeau de doutes. Cette personne qui est sur le point de se marier cherche quelqu'un qui recrée (c'est-à-dire fait ressentir ce qu'elle ressent) ses peurs afin que celles-ci disparaissent. Lorsque nous émettons nos doutes et nos peurs dans un espace vide fait d'écoute totale, ils s'évaporent comme la brume dans le soleil du matin.

Celui qui communique ses peurs sait déjà qu'il veut se marier et il connaît assez bien son ou sa partenaire à vie pour prendre une décision réfléchie. Il n'a pas besoin de conseils ; il a besoin de quelqu'un qui écoute ses peurs afin qu'il puisse les laisser sortir et aller de l'avant dans son projet de se marier. Ceux qui écoutent le mieux sont ceux qui ont éliminé suffisamment de leurs difficultés pour ne pas réagir aux peurs et aux doutes des autres. Être un espace pour quelqu'un d'autre signifie être apte à mettre de côté notre propre conditionnement, être détaché et suffisamment désencombré pour être totalement présent à ce que l'autre nous communique.

Un maître du recrutement connaît le pouvoir de l'engagement. Tant qu'un engagement consenti n'est pas pris, aucun projet ne peut avancer ni s'achever. L'esprit est naturellement craintif pour ce qui est de l'engagement et il préfère avoir une porte de secours par laquelle il pourra s'enfuir si les choses tournent à son désavantage. Au cours du processus menant à la réalisation de n'importe quel projet, qu'il soit financier, familial ou autre, il y aura des moments de malaise. Ces difficultés peuvent être provoquées soit à l'extérieur, par exemple si nous démarrons une entreprise et qu'une récession survient, soit à l'intérieur, lorsqu'une croyance inconsciente comme *Je ne mérite pas le succès* reprend du service ! Dans les deux cas, si nous ne nous sommes pas engagés à poursuivre un objectif, nous nous désisterons quand les temps seront difficiles.

D'autre part, une grande libération accompagne le véritable engagement ; cette libération met l'esprit au repos et nous permet de nous concentrer sur l'accomplissement du projet, tout en permettant aux autres d'y participer étant donné qu'ils sentent notre engagement et en sont rassurés. De façon tout aussi vitale, la libération renforce les véritables intentions derrière toutes nos actions et nos mots. Le texte suivant décrit le pouvoir de l'engagement.

> Avant de s'engager, il y a l'hésitation,
> Le risque de l'inefficacité
> De tous les actes de l'initiative (et de la création).
> Il existe une vérité élémentaire dont l'ignorance
> Tue d'innombrables idées et des plans magnifiques :
> Au moment où l'on s'engage définitivement,
> La Providence se met elle aussi en marche.
> Il arrive alors toutes sortes de choses
> Qui ne se seraient jamais produites pour aider un individu.
> Il se produit une succession d'événements dès que la décision est prise,
> Qui font tourner le vent en notre faveur,
> Qu'il s'agisse d'incidents imprévus, de rencontres,
> Ou d'une aide matérielle dont aucun homme n'aurait pu rêver[8].

Ainsi, un maître du recrutement appuie les autres en déclarant clairement son engagement envers n'importe quel projet ou objectif qu'ils mettent sur pied. Nous pouvons déclarer un tel engagement envers nous-mêmes, mais il est bien plus puissant quand il s'adresse à une autre personne, en particulier à quelqu'un qui honorera notre déclaration. Comme pour un contrat, l'acte de déclarer notre intention ou d'apposer notre signature sur un accord en présence d'un témoin apporte un caractère définitif à la décision : « J'ai donné ma parole et je n'y reviendrai pas. »

Les nombreux petits engagements que nous prenons tous les jours, comme rencontrer quelqu'un pour le dîner à une heure spécifique, ne nécessitent pas le courage ou les ressources néces-

---

8. W. H. Murray, *The Scottish Himalayan Expedition*, publié par J. M. Dent & Sons, 1951. Traduction : Site Internet du ministère de la Santé du Canada. 20 septembre 2005. http://www.hc-sc.gc.ca/ewh-semt/pubs/occup-travail/work-travail/healthy-settings_cadres-sains/summary-sommaire_f.html Mise à jour : 30 août 2005.

saires pour escalader une montagne de l'Himalaya, mais ils doivent être traités avec autant de respect et de sobriété. Un accord est un accord, et si on le traite comme quelque chose de facultatif auquel nous pouvons répondre ou pas selon notre humeur du moment, nous détruisons notre crédibilité, perdons la participation des autres, bref, nous sabotons nos projets. Tenir parole est la clé du succès dans la vie. C'est également une technique essentielle de recrutement parce que, en démontrant aux autres que notre parole est valable, même en ce qui a trait aux plus petits détails, nous nous assurons leur partenariat et leur collaboration.

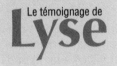

Le témoignage de **Lyse**

Miriam a eu un problème dans ses relations avec les hommes. Elle attirait invariablement des irresponsables et finissait par tout payer pour eux, prendre soin d'eux, les motiver, etc. C'est la raison principale pour laquelle elle est venue s'inscrire au séminaire À Cœur Ouvert. Je ne me suis pas souvenue d'elle lorsque son petit ami, qui l'avait recrutée, m'a questionnée à son sujet. Elle n'avait pas parlé de tout le week-end et avait réussi à se rendre presque invisible... du moins pour moi. Apparemment, elle était assise au premier rang, directement devant moi, toute la fin de semaine. J'étais donc très étonnée que son nom ne fasse sonner aucune cloche.

Miriam était une jeune femme qui arborait un look du genre *parti*, comme si elle était mal à l'aise dans son corps et qu'elle préférait quitter la planète. Elle était d'une pâleur maladive qui ajoutait à son *invisibilité* dans le groupe. Immédiatement après le week-end, son amie lui demanda: «As-tu parlé durant le séminaire?» Miriam répondit, embarrassée: «Non, je n'ai pas parlé. Et je ne veux pas qu'on me demande de parler parce que je crois que je m'évanouirais si je devais échanger ou dire quoi que ce soit devant le groupe.» Elle est donc venue à la soirée de célébration le mercredi suivant en s'étant engagée à marcher jusqu'au devant de la salle et à dire quelque chose sur elle-même. Elle l'a fait, et cela représentait pour elle un grand acte de courage. De son point de vue, il s'agit d'une percée significative.

Miriam était la deuxième d'une famille de quatre filles. Elle détestait cette compétition pour obtenir de l'attention, qui survient souvent entre sœurs, et elle désirait secrètement avoir été un garçon. Au lieu de se battre avec ses sœurs afin de les dominer, elle a pris la décision d'éviter la compétition, se retirant ainsi dans l'ombre, si l'on peut dire. Refuser d'entrer en compétition peut être bon dans la mesure où on le fait en toute conscience et sans peur. Toutefois, s'il ne s'agit que d'une réaction motivée par la peur, il y a là une manière d'opérer adoptée pour la vie. C'est ce qui s'est produit avec Miriam et qui explique sa tendance à disparaître dans les situations où elle se sent menacée. Vaincre cette habitude de se cacher était un obstacle majeur qu'elle devait surmonter.

Après le week-end d'À Cœur Ouvert, Miriam a poursuivi avec l'entraînement en respiration consciente, ce qui lui a permis de libérer beaucoup de peurs et d'émotions refoulées. Elle a revécu certains aspects de sa naissance et, par cette expérience, elle a découvert que sa loi personnelle était « Je ne suis pas voulue en tant que femme ». Fait intéressant, sa mère avait la même loi personnelle : « Je ne suis pas voulue en tant que femme. » De plus, son père désirait fortement un garçon durant la grossesse. À la suite de cette révélation, Miriam a réellement commencé à s'ouvrir, elle a repéré les mécanismes cachés qui tuaient sa vitalité. J'ai constaté qu'elle était accoutumée à la cigarette et aux drogues dites douces, comme la marijuana et l'alcool. À un certain moment, après s'être séparée de son petit ami, elle est restée à la maison pendant des jours à fumer de la marijuana et à boire de l'alcool dans le but d'engourdir sa peine et son sentiment d'être rejetée. Cette accoutumance aux drogues jouait un grand rôle dans sa stratégie d'inhibition, qui était à la fois déclenchée et nourrie par sa faible estime personnelle.

Au cours de cette période, Miriam était tout au bas de l'échelle salariale. Même si elle avait un diplôme en design graphique provenant d'une bonne école et qu'elle avait gagné des prix pour son travail, elle s'était ancrée dans un *pattern* qui faisait qu'elle se contentait d'à peine plus que le salaire minimum en échange de ses talents. C'était aussi clairement lié à sa faible estime de soi. Je lui ai fait remarquer que beaucoup de gens moins qualifiés et moins talentueux qu'elle étaient bien mieux payés pour le même type de travail. J'ai travaillé avec elle sur ses problèmes avec l'argent, car ils étaient reliés à son sentiment d'amour-propre. Peu de temps après, Miriam réussissait à presque doubler son salaire dans l'entreprise où elle travaillait déjà depuis un moment. Cela a fait monter en flèche sa confiance en elle-même.

Le Programme de leadership s'est révélé très précieux pour Miriam. Elle a été obligée de voir son manque d'estime personnelle et sa timidité en face en apprenant à s'exprimer calmement devant un groupe de personnes. Dans ce programme, les participants s'exercent à partager leurs progrès d'une façon qui soit profitable à ceux qui les écoutent. L'accent est mis sur le partage d'une expérience personnelle et authentique plutôt que sur le fait de dispenser de l'information ou de raconter une histoire. Avec la pratique, les participants se voient capables de créer une relation chaleureuse et animée avec les personnes et même des groupes entiers, et ce, en quelques minutes. Naturellement, ce travail les oblige à être vrais, donc à enlever leur masque, cette façade que nous arborons pour nous protéger et, par extension, nous isoler.

Surmonter sa timidité devant les groupes stimule beaucoup notre confiance en soi et notre sentiment de pouvoir personnel. À mesure qu'ils traversent ce processus, les clients trouvent de plus en plus facile de rencontrer des gens et de nouer des relations avec des étrangers, d'inviter quelqu'un à sortir, de demander une augmentation ou une promotion ou alors, en affaires, de faire une vente. Nous pensons que le seul moyen de vaincre la timidité et l'inhibition est de les prendre de front. En regardant Miriam s'entraîner tout au long du programme, nous avons remarqué qu'elle avait physiquement embelli. Son teint s'était amélioré et sa peau commençait à rayonner. Son corps bougeait avec plus de confiance et d'équilibre depuis qu'elle s'était débarrassée des principaux traits de son langage corporel défensif qu'elle utilisait inconsciemment. Ses yeux étaient plus lumineux et vifs. Elle souriait davantage, il n'y avait pas de doute.

En fait, elle était devenue très *sexy* et désirable, plus femme que fillette. Miriam est également devenue une excellente communicatrice, à tel point qu'on lui a donné la tâche de soutenir, par téléphone, les autres participants alors en plein travail. Elle est devenue une source de soutien très directe et sérieuse pour les participants qui en sont venus à l'estimer et à la respecter. Elle n'acceptait jamais d'excuses pour l'omission de quelque chose qui avait été promis. Quand elle appuyait quelqu'un, c'était authentique et elle refusait d'être complaisante envers quiconque était convaincu de sa propre faiblesse. Certains pourraient trouver cela confrontant, mais tous ceux qui ont reçu son appui en ont grandement bénéficié. Elle s'est aussi montrée très drôle, capable de faire rire un groupe de gens.

Miriam a fait un autre progrès majeur en se permettant d'être elle-même soutenue. Sa loi personnelle, *Je ne suis pas voulue en tant que femme*, a produit une croyance secondaire : *donc, je n'ai pas le droit de vivre*. Se laisser entourer a été extrêmement difficile pour elle, car, après tout, *Je n'ai pas le droit de vivre, alors de quel droit recevrais-je du soutien dans la vie ?* Cette croyance inconsciente était un énorme obstacle dans ses relations avec les hommes. Aucun homme ne pouvait l'approcher de trop près, et s'il essayait d'exprimer son affection en lui offrant son appui, elle l'arrêtait. Bien sûr, cela causait en elle de profonds conflits, étant donné que la femme qu'elle était désirait naturellement l'amour et le soutien d'un homme convenable. Cette barrière interne était en train de miner sérieusement son estime personnelle quant à sa féminité. Même dans sa relation avec moi, son *coach*, elle cherchait à atteindre un certain niveau d'intimité et d'honnêteté, et c'est alors qu'elle m'apparaissait pas présente et devenait égarée.

Quand quelqu'un n'est plus présent et qu'il est décentré, je sais que c'est la peur qui en est responsable; je travaille avec cette personne pour découvrir en quoi consiste cette peur, et ensuite nous travaillons ensemble à la surmonter. Dans le cas de Miriam, lui demander quel bouleversement se cachait derrière son égarement n'aurait fait que provoquer un trouble encore plus grand. Elle n'aimait pas se faire dire qu'elle partait, qu'elle n'était pas dans son corps. Mais, malgré son trouble, elle voulait faire honneur à mon entraînement, et elle a fini par accepter d'aborder le sujet. Avec le temps, la tendance de Miriam à partir quand elle était effrayée a disparu. Au lieu de cela, elle est devenue extrêmement consciente de ses états intérieurs. Pour contrer ces moments où elle se voyait fermée à cause de la peur, elle a appris à regarder cette peur en face pour ne pas lui permettre de l'atteindre. Sa capacité à rester présente, même dans les situations les plus difficiles, s'est bien développée. Elle est elle-même devenue une excellente *coach* pour les autres participants, les soutenant efficacement dans l'atteinte de leurs objectifs.

Au début, Miriam nous confiait qu'elle avait été effrayée d'aller seule au restaurant ou dans les boutiques. Elle n'avait parlé à personne de cette phobie, elle appelait plutôt sa sœur ou une amie et disait: «Viendrais-tu faire les magasins avec moi? On va s'amuser!» Elle a fait face à sa peur d'être seule dans les endroits publics et a fini par la surmonter. Elle a également cessé la drogue, arrêté de fumer et éliminé l'alcool, sauf en situation sociale. En surmontant ses peurs, en augmentant fortement son estime et son expression personnelles, elle a fait en sorte que ses dépendances deviennent de plus en plus faciles à vaincre. Toutefois, il lui a fallu y travailler; une fois prises, les habitudes ne disparaissent pas en un clin d'œil.

Perdre une habitude exige de faire un choix conscient et fondamental et d'avoir suffisamment de détermination pour pouvoir s'en passer. Pour Miriam, la cigarette était l'accoutumance la plus difficile à combattre. Je me souviens du moment où elle a arrêté pour la première fois. Elle travaillait encore avec moi et elle était en plein entraînement *rebirth*. Beaucoup de ses émotions remontaient à la surface pendant cette période. Sa croyance inconsciente de ne pas être aimée ni aimable revenait avec une force renouvelée. Elle demandait à son petit ami de la prendre et de la serrer dans ses bras... elle avait besoin d'être rassurée sur elle-même durant son sevrage de la nicotine. Heureusement, il faisait lui-même de la respiration consciente et il savait comment les *patterns* fonctionnent; il était donc en mesure de la soutenir pendant cette période difficile.

Tous les sentiments de manque refoulés de Miriam refaisaient surface avec beaucoup de force. La cigarette avait été un moyen de compenser pour les lacunes dans sa vie, la nicotine contribuant à garder ces sentiments bien enterrés. C'était un privilège de travailler avec Miriam alors qu'elle traversait ce dur moment; c'était aussi magnifique de la voir devenir de plus en plus forte et dégagée à mesure que la nicotine quittait son système. Son pouvoir personnel s'est accru avec chaque dépendance qu'elle a éliminée.

Vers la fin de notre travail en commun, elle postula à un emploi de professeur en design graphique outre-Atlantique. Cette première sollicitation est restée lettre morte, mais à la suivante, elle décrochait un contrat de deux ans en Extrême-Orient. Sa tâche consistait non seulement à enseigner le design graphique, mais également à être responsable de tous les aspects du programme, y compris le budget, le recrutement d'étudiants, la conception et l'implantation du programme scolaire, etc. C'était une formidable occasion pour elle de mettre son entraînement de leadership en pratique en territoire totalement inconnu. Miriam n'avait encore jamais voyagé à l'étranger et ne connaissait rien de la vie dans un autre pays où les coutumes et la culture sont très différentes de celles du Canada. C'était une lourde responsabilité pour une novice, mais elle a relevé le défi et l'a mené à bien. Ils étaient loin derrière, les jours où elle avait peur d'aller seule dans les magasins. Voilà un bel exemple d'une personne qui a surmonté ses dépendances, ses peurs et ses barrières pour créer sa vie à sa manière.

Travailler à partir d'une vision, d'une volonté, d'objectifs et d'intentions

La vision ne relève pas de la rationalité, de la logique ni du sens commun. Elle vient d'un endroit à l'intérieur de nous qui est plus profond que l'intellect. Le prophète hébreu Isaïe a écrit:

« Sans vision c'est la mort. » Un vie sans vision est quelque chose de terrible qui se réduit à une existence de robot. Par contre, il y a la poésie, plus profonde que la logique. La plupart des grandes œuvres dans le monde ont été écrites sous forme de poésie, car leurs réflexions ne relèvent pas d'un processus purement mental et rationnel. Leurs intuitions n'étaient ni rationnelles ni irrationnelles ; elle étaient *non rationnelles*, axiomatiques plutôt que déductives ou inductives. Les réflexions des sages sont devenues les sujets d'étude des théologiens, des logiciens et des empiristes. Pour chaque page contenant les paroles de Krishna, de Bouddha ou du Christ, on trouve cent mille pages d'analyse écrites par les érudits et les philosophes. Malheureusement, avec le passage du temps, une grande part de ces travaux ont été perdus, mais les quelques mots prononcés par ces grands hommes sont soigneusement préservés et chéris par l'humanité.

La plupart d'entre nous n'atteindrons pas le statut de sage, mais tous, nous pouvons faire preuve de vision. Lorsque notre esprit est calme et que nous sommes près de notre soi véritable, la vision surgit de l'intérieur et apporte un sens fondamental à notre vie. Personne ne peut dire exactement pourquoi il a un penchant naturel pour l'art, la médecine ou l'enseignement ; on sait simplement ce qu'il a à faire. Il s'agit d'un sentiment ou d'une impulsion qui se reproduira encore et encore, jusqu'à ce qu'il soit écouté et suivi. Avoir une vision est naturel ; l'absence de vision est anormale. Les gens qui ont subi trop de stress et qui éprouvent trop d'anxiété risquent de trouver difficile d'accéder à leur vision intérieure, celle-ci étant enterrée profondément sous une couche de peur et de douleur. Cependant, si chacun entreprend de se guérir au moyen de la respiration, de la méditation et du yoga, chacun se mettra à sentir ou à entendre ses impulsions les plus profondes, celles qui donneront un sens à sa vie.

Nos projets devraient être enracinés dans une vision, autrement ils ne seront pas correctement *plantés* et l'intention ne sera pas assez claire et forte pour les mener à bien. Un projet est unique, non pas en raison de son contenu, mais plutôt parce qu'il est une expression de la vision personnelle de son auteur. Si deux personnes entreprennent le même projet, par exemple s'épouser mutuellement, celui-ci doit rester bien en place à l'intérieur de la vision, personnelle et unique, de l'un et de l'autre. Leurs deux visions peuvent ne pas être la même, mais elles doivent aller suffisamment dans le même sens pour qu'ils puissent collaborer efficacement.

S'infiltrer dans tous les projets est une visée unificatrice, qui peut se communiquer par des mots et qui se fait avec l'accord de tous ceux qui ont choisi de s'y investir. Un projet sans intention claire déclarée, c'est comme un bateau en mer sans destination particulière. Comment l'équipe d'un bateau peut-elle fonctionner s'il n'y a pas un accord commun quant au port où accoster ? Un but, c'est à la fois une direction à prendre et une destination à atteindre. Si le but d'un projet quelconque, qu'il s'agisse d'une nation, d'une entreprise, d'un couple ou d'un individu, est perdu, oublié ou non pertinent, ce projet est sur le point de se dissoudre. L'un des principaux rôles du leadership dans tout projet est de voir à ce que le but reste clair, pertinent et constamment accessible à tous les participants. Si ce n'est pas le cas, le projet perdra peu à peu son énergie, et l'entropie s'installera.

Suivant la ligne directrice établie par un objectif clair, des buts doivent être définis et accomplis. Les buts représentent les degrés de progrès intérimaires vers l'objectif final. Les buts divisent un projet en segments gérables et permettent à ce dernier d'avancer de façon cohérente. Sans ligne directrice de progression bien pensée, de sérieux déséquilibres peuvent survenir et menacer le projet. Dans le cas de démarrages d'entreprises, par exemple, la raison la plus répandue de l'échec est une mauvaise évaluation de la trésorerie et une stratégie inefficace en ce qui concerne les paiements à court terme. Le projet a beau être prometteur à long terme, si les factures ne sont pas payées à court terme, le rêve s'évanouit. Les objectifs font en sorte que notre attention et nos actions restent bien centrées, et avec l'atteinte de chaque objectif successif, une énergie nouvelle anime le projet.

Définir et accomplir des objectifs, puis prendre un moment pour faire la fête lorsqu'ils ont été atteints, constitue une puissante motivation. Très important aussi : il faut reconnaître, parmi le groupe, ceux qui ont atteint l'objectif. Si des gens s'engagent dans le projet et produisent de bons résultats en faveur de celui-ci, ils devraient être reconnus. Si leur travail est tenu pour acquis, ils se sentiront sous-estimés et incompris. Le travail reconnu entraîne l'initiative, tandis que le travail méconnu entraîne le ressentiment et la résignation.

Beaucoup de gens ne savent pas comment définir un but. Une élaboration adéquate est essentielle à sa réalisation. Les buts doivent être concrets, mesurables et situés dans le temps. Pour déterminer si nous avons défini un but réel, il suffit de poser la question : « Comment vais-je savoir si j'ai réalisé mon objectif ? » Un but n'est pas une sensation, un état psychologique, une négation ou une généralité. Par exemple, « Je veux que l'équipe soit heureuse et unie », « Je veux que la réunion de la direction soit un succès » ou « Je ne veux pas être à court d'argent » ne sont pas des buts. Comment pourrions-nous en toute objectivité déterminer si nous avons réalisé ces soi-disant objectifs ? Que signifie vraiment « heureux et unis » ? Selon quels critères pourrait-on déclarer que la réunion de la direction a été un succès ? Comment mesurer le fait de ne « pas vouloir être à court d'argent » ?

Dans notre cours de leadership, lorsque nous demandons aux participants d'écrire un objectif personnel qu'ils cherchent à atteindre dans le cadre de leur participation au programme, ce qu'ils écrivent en général est trop vague pour être qualifié de but. Il n'est pas étonnant que la majorité des gens n'atteignent pas leurs objectifs : ils ne les organisent que rarement de manière à pouvoir les atteindre. Sans oublier qu'associer une date à un but est essentiel. Sans une date limite pour l'accomplissement du projet, il n'y aura pas la tension créatrice nécessaire à l'action. Sans l'établissement d'une chronologie, le travail se fait à la convenance de chacun, selon les états d'esprit, au gré des circonstances. Une telle faiblesse pour soutenir l'action entraînera un glissement des choses vers un horizon sans fin d'inachèvement. S'engager à respecter une date limite dynamise nos projets et donne la priorité au travail plutôt qu'à nos humeurs et aux circonstances. Si nous basons la réussite de nos projets sur notre bon vouloir et le *Je dois me sentir bien*, l'échec est garanti.

Pour tout projet, il est utile de dresser une liste d'intentions que l'on veut voir se réaliser. La différence entre un but et une intention se situe dans le type d'engagement. Un but est un objectif mesurable dans lequel nous nous engageons sans réserve; il est essentiel au succès total du projet. Quant aux intentions, elles constituent les retombées qui fortifient ou qui enrichissent le projet, mais elles ne sont pas essentielles à la réussite du projet. L'avantage d'écrire nos intentions est que, dans l'acte même de les cerner et de les affirmer, nous créons un espace conscient pour qu'elles se manifestent. Si une occasion d'accomplir une de ces intentions se présente, nous la retiendrons plutôt que de la laisser nous échapper inconsciemment.

De plus, en déclarant « Je veux que telle ou telle chose se produise », nous créons un environnement amical et réceptif pour qu'elle se manifeste. Une fois le projet terminé avec succès, relire la liste des intentions retenues au départ s'avère un grand plaisir; les redécouvrir et voir celles qui se sont matérialisées sans que nous ayons eu à déployer d'efforts apparents. Les intentions accomplies sont comme des récompenses qui nous sont décernées par un univers favorable, en reconnaissance de notre détermination et de notre concentration dans l'accomplissement de nos objectifs et de notre mission.

Les objectifs et les intentions proviennent d'une même Intention suprême et universelle, qui, elle, est inhérente à l'Absolu. Tout comme le *prana* (force vitale) est une manifestation de l'Absolu *shakti* (pouvoir), il en va de même pour l'Intention – le principe gouvernant de la Création – qui appartient à la même Puissance. *Shakti* est le Pouvoir de l'Absolu, sans limites et non manifesté, et qui a les attributs du *prana* et de l'Intention. Ultimement, le *prana* est dirigé à travers l'Intention. De la même façon, nos actions personnelles, bien qu'elles soient alimentées d'énergie (*prana*), sont dirigées par notre volonté qui, à son tour, est ultimement gouvernée par l'Intention. Les illusions dues à l'ignorance de la nature des choses et celles dues à l'ignorance de notre propre nature véritable donnent lieu à des objectifs et à des moyens qui sont un reflet altéré de l'Intention, et qui mènent à des gestes considérés comme mauvais ou contre l'éthique.

En nous purifiant nous-mêmes grâce à des pratiques comme la respiration transformationnelle et la méditation, nos fins et nos moyens s'alignent peu à peu sur l'intention, ce qui génère des actions qui sont à la fois puissantes et axées sur la vie. Pour la personne autoréalisée, qui n'est plus séparée de l'Absolu, il n'y a pas de différence entre intention et Intention. C'est pourquoi les sages et les maîtres spirituels sont universellement vénérés comme étant les expressions de la Volonté Divine.

Considérer les pannes comme des occasions

Bien que le yoga considère un *Iswara* (Dieu) suprême comme source de la Création, *Iswara* est doté de trois faces, connues respectivement comme *Brahmā* (le créateur), *Vishnou* (celui qui entretient) et *Shiva* (le destructeur). Ces trois grandes déités sont les facettes du Dieu unifié, et elles gouvernent collectivement les cycles de la Création. *Brahmā, Vishnou* et *Shiva* peuvent également être vus comme les trois principes de fonctionnement fondamentaux, soit respectivement ceux de la création, de l'entretien et de la dissolution, dont l'interaction constante définit la vie et l'Univers, comme nous les connaissons. En reflétant cet ordre naturel des choses, tout projet que nous choisissons évolue selon ces trois phases du processus créatif.

De même nos projets, grands ou petits, sont eux-mêmes composés de plus petits projets, qui eux-mêmes sont sujets aux mêmes cycles de création-entretien-dissolution. Ainsi, par exemple, à l'intérieur du projet plus grand de construire une maison, il peut y en avoir de plus petits consistant à solliciter un prêt immobilier, à faire des paiements réguliers, puis à verser le paiement final, soit en consolidant le solde à payer dans un nouveau prêt destiné à une autre aventure.

Au cours du processus, des forces compensatrices interviendront pour perturber le flot continu de ces cycles tripartites. Nos projets n'existent pas dans le vide. Ils sont eux-mêmes de petits cycles à l'intérieur de quelque chose d'infiniment plus grand et totalement hors de notre contrôle. Parfois, ces perturbations sont des influences karmiques du passé, comme quand (pour utiliser un exemple évident) quelqu'un, qui entretient une rancune envers nous à cause d'un incident passé, vient sur le site de la construction de notre maison et la vandalise. Nous devons apprendre à nous attendre à l'imprévu sous la forme d'un karma passé et aller de l'avant quoi qu'il arrive. Il y a une connotation de capitulation dans cette attitude, qui ne doit cependant pas être confondue avec de la passivité ou de la résignation. Quelqu'un peut capituler et toutefois demeurer activement engagé à réussir ce qu'il est en train de faire. Un leader transformationnel n'est pas arrêté par les obstacles qui se présentent sans cesse sur son chemin. En réalité, il fait face aux obstacles avec grâce, trouve le moyen de les contourner et se remet en route. Résister aux obstacles ne fait qu'ajouter à leur effet, les fait paraître plus gros et plus solides qu'ils ne le sont en réalité.

Les ruptures dans le cycle de création-entretien-dissolution sont souvent dues à notre ignorance et à notre incompétence. Imaginons, par exemple, que nous oublions de prévoir des liquidités suffisantes pour payer les factures mensuelles de matériaux, de main-d'œuvre et de services nécessaires à la construction d'une tour d'habitation ; nous pourrions mettre tout le projet en péril. Il s'agit là d'une rupture découlant de notre ignorance et de notre manque d'expérience.

Aucun bâtisseur n'entreprendrait un projet de construction sans s'être d'abord assuré de disposer de liquidités suffisantes pour payer non seulement les dépenses prévues, mais aussi celles qui ne le sont pas et qui vont certainement survenir. Si, à cause de l'inexpérience, d'une négligence ou d'un oubli, nous n'avons pas prévu assez de liquidités, notre projet est en danger. Nous risquons alors de recevoir des lettres menaçantes des avocats de nos créanciers, et les travaux de construction vont s'interrompre. Une telle situation constitue une crise. Qu'est-ce qu'on fait ? Avant de se poser cette question, peut-être ferions-nous mieux de nous demander comment sommes-nous. Si notre façon d'être est négative, terrifiée et dominée par la pensée «Quel désastre!», il sera alors bien difficile de transformer la crise en quelque chose de positif.

Notre attitude sabotera nos meilleurs efforts pour relever nos manches et trouver une solution viable. Par contre, si nous reconnaissons que dans tout projet d'envergure on peut s'attendre à ce que des problèmes surviennent, nous avons beaucoup plus de chances de rester calme et centré quand le cas se présentera. Nous pouvons également considérer la crise comme une occasion de retirer une précieuse leçon et de développer de nouvelles aptitudes en vue de futurs projets. Cette deuxième façon d'être transforme les crises en occasions, non en désastres; c'est un point de vue fondamentalement positif et proactif, ouvert à l'initiative et à l'innovation dans la recherche de solutions.

Dans un contexte où la crise est une occasion et non un désastre, des questions essentielles se posent: «Qu'avons-nous oublié de faire? Quelles mesures devrions-nous prendre pour redresser la situation?» Il faudra travailler sur ces questions tant qu'on n'y aura pas trouvé de réponses claires et complètes. Cela exigera à la fois de la recherche et une volonté d'écouter nos intuitions lorsque nous nous posons la question: «Qu'est-ce qui manque?» L'esprit aura tendance à chercher du côté d'une réparation rapide, quelque chose qui nous permettra de souffler un peu, à court terme. Mais c'est une chose à éviter au profit d'une solution à long terme authentique et appropriée. Nous pouvons avoir besoin de prendre des mesures rapidement, mais pas des raccourcis. Nous devons faire nos devoirs et parler aux bonnes personnes. De plus, nous aurons besoin de toutes nos aptitudes en recrutement afin d'enrôler tout l'appui et la participation de ceux qui sont en mesure d'offrir une réelle assistance en nous fournissant ce qui manque. Nous serons amenés à faire des promesses que nous devrons tenir. Enfin, nous devrons persévérer, sans relâche, jusqu'à ce que nous trouvions les solutions à nos problèmes, et que celles-ci soient bien engagées.

L'avantage des crises est que ceux qui arrivent à retourner la situation en sortent plus forts, plus expérimentés et comptent plus d'appuis qu'auparavant. En outre, ils gagnent crédibilité et respect dans leur milieu. Il existe des agences dont la raison d'être est fondée uniquement sur l'occasion que représente une crise. Le personnel de ces agences se rend dans les entreprises en crise et redresse la situation… moyennant un certain tarif. Ces gens savent que les crises sont des occasions et non pas des désastres, et ils savent répondre à la question « Qu'est-ce qui manque ? » et implanter la solution avec succès.

Générer l'action de l'intérieur de soi

L'action est inévitable. L'action ordinaire est très routinière et empreinte de déterminisme, elle constitue le gros de nos faits et gestes. Toutefois, il y a un autre niveau d'action qui est généré de l'intérieur par une impulsion évolutionniste, qui n'est provoqué ni par des routines préétablies ni par un principe plaisir-douleur. Cette motivation supérieure de l'action est enracinée dans une vision qui la guide. La vision provient de notre Être, pas de notre ego, et elle cherche à faire exister une pensée naissante qui se trouve dans le domaine subtil de l'intuition. La vision n'a pas besoin d'être stupéfiante, elle peut porter sur quelque chose d'aussi prosaïque que la cuisine ou la rénovation intérieure.

En se manifestant, la vision peut être influencée ou déformée par notre conditionnement et nos croyances négatives. Cependant, l'impulsion évolutionniste qui produit la vision est la même que celle qui nous motive à nous purifier, à chercher le bien et à mieux nous connaître nous-mêmes. La philosophie du yoga l'a compris et connaît trop bien les risques associés à la conjonction de la vision et du conditionnement; elle insiste donc pour que la pratique spirituelle (*sadhana*) fasse que la purification et la connaissance de soi soient les gardiennes et le fondement de notre vie humaine.

Les projets qui résultent d'une vision sont par nature créatifs. Quelque chose de nouveau apparaît et cela requiert de l'action. Ces actions, toutefois, ne sont pas préétablies comme dans le cas de la routine. Dans ce cas, d'où proviennent-elles? Étant donné que la vision vient de l'intérieur, rien ni personne de l'extérieur, comme un patron ou un manuel, ne pourra nous dire quoi faire. Nous nous servirons sans doute des idées et des suggestions d'autres personnes, de livres, etc., pour nourrir nos décisions, mais nos choix viendront ultimement de l'intérieur de nous-mêmes et nous devrons en assumer la responsabilité. C'est ici que beaucoup de gens décident simplement d'abandonner. C'est une chose que d'avoir de la vision, c'en est une autre que de la transformer en réalité.

La réalisation d'une chose comporte un risque, et nous sommes seuls responsables du succès ou de l'échec de nos actions et de nos choix. La plupart des gens manquent simplement de confiance et d'estime d'eux-mêmes pour risquer l'échec et se réfugient dans l'évitement. Seuls ceux qui ont un sentiment d'eux-mêmes fort et positif ont le courage d'échouer, alors que les autres refusent tout simplement le défi. C'est pourquoi la majorité des gens préfèrent avoir un patron, un prêtre ou un média populaire qui leur dit quoi faire et comment penser.

La puissance de notre vision et de notre engagement envers celle-ci est la force motrice derrière nos actions. Si notre intention est faible, nous n'agirons tout simplement pas. Si notre intention est hésitante, nous n'aurons pas l'esprit de questionnement nécessaire pour trouver les réponses parfois peu accessibles qui nous manquent, bref, nous serons à court de ressources. Les projets, quels qu'ils soient, requièrent une intention claire et ferme pour être menés à bien. Ultimement, l'intention provient de la même Source que le corps-esprit et elle n'est pas un produit de l'ego.

Dans la réalisation d'un projet, on peut avoir besoin d'aide, et celle-ci peut prendre bien des formes. Un *coach* compétent est un soutien des plus efficaces pour nous guider, commenter, réagir et donner occasionnellement une petite poussée, au besoin.

Le *coach* sait quand et comment poser les bonnes questions. En fait, s'il est bon, il sera plus enclin à poser des questions qu'à donner des conseils, sachant qu'il est plus profitable de faire ses propres découvertes que de se les faire désigner. Nous avons tous des *angles morts*, des choses sur nous-mêmes que nous sommes incapables de voir, bien que nous les ayons carrément sous les yeux. Le *coach* sera capable de reconnaître ces zones aveugles et les portera à notre attention. Il nous permettra d'avoir une prise sur nous-mêmes plus élargie et réaliste, et nous aidera à approfondir notre potentiel. Il faut pouvoir faire preuve d'humilité pour avoir un bon *coach*, car quand il met le doigt sur nos échecs et nos faiblesses, y compris des travers que nous pensions avoir dépassés depuis longtemps, cela fait mal. Notre ego gagnera en intelligence et notre importance personnelle en prendra pour son rhume. Toutefois, si l'on accepte le *coaching*, nous deviendrons plus forts, plus sains et plus efficaces. Le *coach* nous poussera également à réaliser de plus grandes choses, car il voit en nous du potentiel là où nous n'en voyons pas. Nous dirons alors: «Je ne suis pas capable de faire ça», et il répondra «Tu peux maintenant le faire».

Ultimement, nous développons la capacité de générer l'action par nous-mêmes, et ce, par l'action seule. Nous découvrons qu'il n'y a pas de raccourci pour réussir dans l'action et que seule la pratique rend parfait. Nous observons où nous décrochons ou arrêtons, puis nous nous engageons à aller plus loin la fois suivante. Nous apprenons à ne pas nous punir quand nous faisons des erreurs ou découvrons nos faiblesses. Nous pouvons et devons utiliser toute ressource à notre disposition, mais finalement, on se rend compte que nous sommes nous-mêmes notre meilleure ressource. Lentement mais sûrement, nous nous bâtissons une force intérieure qui nous permettra d'être imbattables.

Répondre à l'imprévu au lieu d'y réagir

Les êtres humains sont à l'aise dans le prévisible et perturbés par l'inattendu parce que l'esprit lui-même fonctionne beaucoup comme une machine raffinée. Les machines fonctionnent bien à l'intérieur de certaines lignes d'actions prédéterminées et avec un groupe d'entrées particulier. Par exemple, si on met le mauvais type d'essence dans notre voiture, nous aurons des problèmes. Si nous roulons sur une voie ferrée au lieu d'une surface asphaltée, cela mettra trop de pression sur la voiture et ce sera la panne. Contrairement aux organismes, les voitures ont une très faible capacité d'adaptation. Le corps-esprit aussi a une adaptabilité limitée, bien que sa capacité soit virtuellement infinie par rapport à celle d'une voiture. Néanmoins, l'esprit est programmé pour réagir à l'inattendu comme à une menace à sa survie et il résiste. Mais il s'agit d'une programmation ancienne.

Paradoxalement, s'il y a une chose à laquelle nous pouvons nous attendre, c'est bien l'inattendu, et la résistance que l'esprit lui oppose va à l'encontre de la réalité quotidienne. Nos vies seraient bien meilleures et plus agréables si nous coupions court à notre tendance à réagir et à reculer aussitôt que l'inattendu se présente. Il n'existe pas de programmation mentale finale ou absolue, et qui puisse être altérée ou rejetée au moyen d'un effort conscient. Simplement choisir de s'attendre à l'inattendu en tout temps et sous n'importe quelle condition nous met en état de continuelle préparation à l'imprévu. S'attendre à l'inattendu évite le choc que provoque ce dernier quand il se présente.

La méditation est le moyen le plus efficace pour faire face à la peur des changements radicaux. En devenant conscients de nous-mêmes, nous nous sentons plus détachés du flux et du reflux des circonstances. La méditation nous permet de moins nous identifier au corps-esprit et davantage au Soi. C'est le corps-esprit qui est soumis aux plaisirs et aux douleurs de la vie, tandis que le Soi loge éternellement en lui-même en tant que *sat-chit-ananda* (Existence-Conscience-Béatitude).

Étant davantage en harmonie avec la Source de la vie, nous nous rendons compte que même l'imprévu exprime une intention qui est plus grande que ce que l'esprit limité est capable de comprendre. Autrement dit, nous apprenons à avoir confiance et à nous abandonner. Au lieu de reculer devant l'inattendu, nous observons et nous nous posons ces questions : « Quel est le message ? Qu'est-ce que je devrais apprendre de cela ? Comment devrais-je l'accueillir pour que cela étaye mon intention ? » Dans ce yoga de l'action, nous demeurons ouverts et expansifs, effleurant le monde et nous dirigeant avec grâce dans la direction que nous avons choisie.

S'adapter à la rapidité des changements sociaux, économiques et technologiques

Au XXIe siècle, on peut s'attendre à plus d'imprévu, pas à moins. Les délimitations relativement claires qui traditionnellement séparaient les différentes cultures, religions et visions du monde s'estompent rapidement. Les changements technologiques sont si rapides que peu d'entre nous arrivent à se maintenir à jour. Les personnes âgées trouvent qu'il est particulièrement difficile de s'adapter aux nouvelles technologies. À moins de vivre dans une grotte himalayenne, nous sommes tous les jours confrontés à des idées, à des images, à des gadgets qui nous sont étrangers. Ceux qui s'accrochent à l'illusion qu'on peut compter sur les gouvernements et les entreprises pour nous garantir la stabilité, la sécurité que représentent les pensions, l'assurance-santé, la sécurité du revenu, l'assurance-emploi, etc., ceux-là vivent dans le siècle précédent. Même notre environnement naturel subit actuellement des transformations énormes, et pendant qu'on discute un peu partout de la nature exacte de ces changements, personne ne doute sérieusement qu'il s'agisse de quelque chose de majeur. Si nous voulons trouver la stabilité dans la vie, nous ferions mieux de cesser de la chercher *là-bas*. Il n'y a jamais eu de stabilité durable dans le monde externe, et cela est plus vrai aujourd'hui que jamais.

Il y a 400 ans, la petite marine anglaise de Sir Francis Drake s'attaqua à l'immense armada espagnole ; après un bref combat, ses bateaux les plus petits, les plus légers, les plus rapides avaient mis en déroute l'encombrante forteresse flottante espagnole armée jusqu'aux dents. Quelques siècles plus tôt, à Bannockburn, en

Écosse, 30 000 highlanders décimèrent la cavalerie et l'armée de 100 000 hommes lourdement armés d'Édouard II d'Angleterre. La clé du succès des Écossais : un étrange mélange de stratégie brillante, de chance et de courage. Il y a un grand nombre de leçons dans ces deux exemples. Plus grand et plus fort ne signifie pas nécessairement plus sûr ou mieux ; par contre, il y a beaucoup à dire en faveur du fait de voyager léger et de rester souple. Une petite cible est plus difficile à frapper qu'une grosse, et souvent une légère tape juste au bon endroit suffit à abattre un géant. De plus, dans les deux exemples, les vainqueurs avaient tous les deux bénéficié d'un leadership extraordinaire : Robert Bruce pour les Écossais, et Francis Drake pour les Anglais. Comme dans toute aventure, le fait d'avoir la bénédiction des dieux, ainsi que l'observe le *Hamlet* de Shakespeare, « There are more things in heaven and earth, Horatio, than are dreamt of in your philosophy[9]. »

Dans le contexte actuel, ces autoleaders qui se fondent sur la connaissance, la compétence, la stratégie et l'intuition, plutôt que sur la sûreté illusoire de la dimension ou des parts de marché, se trouveront en meilleure situation au bout du compte. Pourquoi ? D'abord, il est plus facile pour une seule personne avertie de remarquer et d'évaluer une occasion qui se présente que ce ne l'est pour un troupeau en fuite. Ensuite, quand les affaires ou l'environnement social subissent un changement soudain, ce qui arrive de plus en plus souvent, une petite intervention peut renverser la situation plus rapidement et en rencontrant moins de résistance qu'une grosse intervention. Enfin se pose la question de l'intégrité : la corruption, les compromissions et le sabotage sont des pratiques courantes dans plusieurs importantes organisations. Certains hommes et certaines femmes intègres ont un tempérament qui leur permet de travailler dans un environnement malsain et d'apporter une contribution positive sans être contaminés pour autant. Ce sont des gens très forts qui méritent notre respect et notre admiration. D'autres, cependant, tente-

---

9. « Il y a plus de choses dans les cieux et sur la terre, Horatio, qu'il n'y a de rêves dans ta philosophie. » [NDT]

ront de peine et de misère de fonctionner dans une telle situation, parfois au prix de leur santé physique ou morale. Pire encore, ils peuvent eux-mêmes contracter le virus de la corruption.

L'autoleader a l'avantage de choisir ses associés et même ses clients. Il peut concevoir lui-même le type d'environnement professionnel qui convient le mieux à son bien-être et à sa vitalité, à sa créativité, à sa manière de penser et à sa conscience. Pour certains, tout cela peut paraître centré sur sa petite personne, mais n'oublions pas que nous sommes la source de notre propre expérience et de ce que nous nous attirons. Si nous sommes malades, déprimés, malheureux ou résignés, quelle sera la qualité de notre travail ? Comment pourrons-nous apporter une contribution authentique à notre profession ? Avec le temps, l'autoleader pourra agir avec une relative aisance dans un environnement en constant changement et, s'il y prête attention, cibler les tendances du moment et les mettre en valeur à son avantage.

Être indépendant dans l'action, mais interdépendant au sein de réseaux

L'autoleader ne travaille pas dans l'isolement. Il peut être totalement indépendant ou avoir quelques associés autour de lui, mais il utilise d'autres réseaux, à la fois pour les affaires et le soutien que ceux-ci peuvent lui apporter. Il fournit également des occasions d'affaires et du soutien à son propre réseau. En fait, il est possiblement en contact étroit avec des centaines d'autres personnes tout en restant indépendant, mais en bénéficiant des avantages de l'interdépendance. Son site Web est actuel, sa liste d'adresses courriel et de numéros de téléphone est à jour. S'il le veut, il envoie régulièrement un bulletin interne aux membres de son réseau pour les informer de ses projets et les inviter à faire de même. Il peut même participer à des regroupements de réseaux d'affaires qui se rencontrent au petit-déjeuner pour partager des connaissances, des contacts et des occasions d'affaires. Les possibilités de créer des réseaux sont infinies.

Le réseautage et l'interdépendance ne sont pas un luxe pour un autoleader. Le réseautage est vital à sa survie financière et à sa capacité de rester indépendant des grosses firmes. Bien sûr, il peut accepter des contrats d'entreprises importantes ou du gouvernement, mais il devra faire bien attention de ne pas mettre tous ses œufs dans le même panier. Car lorsqu'une grande organisation apprend qu'un petit fournisseur dépend d'elle pour survivre économiquement, elle tend lentement à serrer la vis.

Il ne faut pas s'attendre à la moindre compassion de la part des firmes. Elles ne sont redevables qu'à leurs actionnaires et à leurs résultats. Elles ne sont pas parvenues à ce niveau en étant aimables. Le monde des entreprises n'est fait que de prédateurs. Nous n'avons pas à haïr les entreprises, pas plus que nous haïssons les lions ou les boas constricteurs. Elles sont ce qu'elles sont, et nous ne devons pas nous illusionner sur ce qui les motive ni sur la façon dont elles fonctionnent. Toutefois, il nous faut comprendre leur raison d'être de manière à ne pas nous faire dévorer si nous faisons des démarches pour nous en approcher. L'autoleader préserve jalousement son autonomie, et il gère ses stratégies et ses contrats en ce sens.

Penser globalement en agissant localement

L'ignorance de la situation d'ensemble n'est pas une vertu pour les autoleaders. Nos projets peuvent être locaux, mais ils sont soumis à l'influence des forces et des événement globaux. Les technologies, les marché boursiers, les fluctuations du marché, les lois sur le commerce, les réalités environnementales, les tendances, etc., tout cela est susceptible de changer considérablement sur une courte période, et si on n'est pas sensible à ce qui se passe, on risque d'être pris au dépourvu et de payer le gros prix. Il est également vital d'avoir une idée d'où le vent souffle dans notre domaine. Si nous arrivons à pressentir la direction que prendra la tendance actuelle au cours d'une période donnée, alors nous pouvons façonner notre projet selon cette information. Ce que nous présentons est censé correspondre aux tendances en cours. Offrir ce que nous pensons être bon, attrayant ou beau va à l'encontre du but recherché si le marché ne le réclame pas.

Se faire une idée de la situation globale aide à raisonner. Par exemple, les journaux appartiennent à de grandes firmes qui ont leurs propres ordres du jour et intérêts politiques. Il ne faut pas s'attendre à ce qu'ils soient objectifs, ils ne le sont pas et ne le seront jamais. Certains grands journaux sont si biaisés que c'est à peine s'ils ne sont pas des feuilles de propagande. Ils ne sont pas intéressés à l'équité ni à l'exactitude et ne veulent pas encourager les débats ni la pensée critique. Au contraire, leur stratégie est de façonner l'opinion publique dans le sens de ce qu'ils estiment être bon, c'est-à-dire en faveur de leurs intérêts et de leur philosophie.

Pour cette raison, les autoleaders apprennent à lire entre les lignes de tous les médias populaires pour en extraire un scénario de ce qui serait réellement en train de se passer. Ils consultent d'autres sources d'information comme Internet, des livres et des articles écrits par des chercheurs et des journalistes indépendants. Ils s'intéressent également à des sources extérieures à l'Amérique du Nord et à l'Europe. Par exemple, que disent les gens intelligents et bien informés de l'Inde ou de la Chine à propos des événements actuels? Ces deux pays, en particulier, ne devraient jamais être négligés. À eux deux, ils représentent presque quarante pour cent de la population mondiale, et ils ont chacun une économie dynamique et en expansion rapide. Il est parfaitement concevable qu'ils deviennent des acteurs dominants dans le monde d'ici cinquante ou cent ans.

S'informer sur la situation d'ensemble de notre domaine d'intérêt, tout comme sur l'actualité mondiale, inspire le respect et nous donne de la crédibilité. Cela nous rend aussi plus confiants dans notre capacité à prendre les bonnes décisions. Nous savons que nous sommes loin d'être infaillibles, mais au moins nous avons une assez bonne idée du paysage et nous y circulons à l'aise. De plus, nous ferons moins d'erreurs que ceux qui ne sont pas informés, eux qui, à long terme, travailleront pour nous.

Cultiver une relation organique avec son environnement

Le terme « environnement » désigne ce qui se rapporte au monde naturel dont nous dépendons ultimement pour survivre, mais n'est pas limité à ce seul sens. Notre environnement comprend notre famille, nos amis, nos collègues, nos clients et nos concurrents. Il inclut l'endroit et le pays où nous vivons. Bref, notre environnement est tout, sans exception, ce qui entoure notre corps-esprit que nous appelons « nous ». Puisque nous associons l'environnement à quelque chose d'autre que nous-mêmes, il est facile de tomber dans une relation antagoniste avec ce qui nous entoure. Notre environnement devient alors une chose à exploiter, à contrôler, à dominer, dont il faut se méfier, avoir peur, à quoi résister, à manipuler, à accabler et, si nécessaire, à détruire. Une telle façon de communiquer avec l'environnement, réactive et hostile, tient de l'ignorance : non pas une ignorance de notre environnement en soi, mais de nous-mêmes.

Nous croyons de façon erronée que nous sommes limités au corps-esprit, et c'est cette erreur métaphysique qui est à l'origine du conflit. La véritable identité du Je suis est l'Absolu, le même Absolu qui est la véritable identité du Je suis de toute personne, animal, plante et insecte avec qui nous partageons la planète. La conscience n'est qu'apparemment localisée et individualisée en John, Mary, le chat, le chien, etc. Mais en réalité, tout cela n'est que l'Un reflété dans d'innombrables prismes appelés organismes. La conscience elle-même est une manifestation de cette Intelligence pure qui est l'ultime Source de cet Univers. Comprendre et accepter intellectuellement ce principe représente un premier pas, mais cela seul ne nous mènera pas plus loin que notre illusion d'être séparés. Il faut que ce soit directement réalisé au moyen de la méditation et de la connaissance de soi, afin que cela devienne notre propre découverte : une expérience au lieu de la seule théorie.

S'éveiller véritablement à la vérité du Je suis en tant que Conscience, c'est s'éveiller du rêve de séparation et mettre un terme au conflit. Comment le Soi pourrait-il être en conflit avec le Soi ? Sans division, il n'y a pas de possibilité de bagarre. Se rendre compte que cet univers vaste et extraordinaire est un champ unifié d'Être et que Je suis est aussi cet Être, c'est la grande libération. En méditant sur l'Être, nous ressentons graduellement notre unicité avec l'autre. Sachant que l'autre est nous, il devient impossible de le haïr, lui, elle ou ça. Cela s'appelle l'empathie, la base d'une relation organique avec notre environnement.

À partir de cette idée, il s'ensuit naturellement que dans tous nos faits et gestes, nous sommes sensibles et encourageants à l'égard de tout ce qui nous entoure. Étant conscients, nous tenons compte de l'impact de nos actions sur notre monde. Les scénarios gagnant-perdant sont inconcevables pour quiconque est imprégné de cette intuition d'entièreté. Nous savons que nous ferons des erreurs et qu'il y a un revers à chacune de nos actions. Toutefois, nous offrons compensation et nous nous corrigeons lorsque nous avons involontairement heurté ou blessé quelqu'un ou quelque chose dans notre environnement. Et nous allons à la rencontre de l'évolution de ces technologies, ces institutions et ces valeurs qui nourrissent et qui guérissent, plutôt qu'épuiser et détruire ce dont nous faisons partie intégrante… autrement dit, tout.

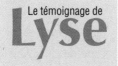
Le témoignage de Lyse

Quand Martine est venue travailler avec nous, elle ne pensait pas avoir besoin de ce que les séminaires pouvaient lui offrir. Elle était entièrement autosuffisante, vivait seule avec ses deux chats dans un condo qui lui appartenait. Elle possédait de l'expérience en affaires et avait beaucoup voyagé. Âgée de presque soixante ans, elle ne cherchait pas à être en couple, elle était plutôt satisfaite de sa vie. Bien que paraissant forte et confiante, quand est venu le temps de partager son expérience avec les autres participants de son séminaire À Cœur Ouvert, elle a constaté qu'elle ne pouvait parler sans pleurer. C'était pour elle toute une surprise étant donné qu'elle était habituée à s'adresser à des gens d'affaires et à des employés. Elle a découvert que partager son expérience personnelle avec les autres était une chose bien différente que de parler affaires. Elle était efficace quand il s'agissait de parler de marchés, mais pour ce qui était de l'intimité et de sa vie privée, elle était isolée. Même envisager une activité en tête à tête avec un partenaire la faisait fondre en larmes. Elle avait si bien enterré son chagrin que le seul fait d'écouter d'autres participants déclenchait chez elle des sanglots incontrôlables. À mesure que le séminaire se déroulait, elle se rendait compte que sous la surface de sa vie confortable, elle n'était ni confiante ni satisfaite.

Plus tard, j'ai recommandé à Martine de s'inscrire à l'entraînement en respiration consciente : « Ce sera bon pour toi, puisque tu ne peux pas partager ton intimité avec un groupe, ou même avec une autre personne, sans éclater en sanglots. De toute évidence, tu as des émotions refoulées et des problèmes à résoudre. » Elle m'a fait suffisamment confiance pour se joindre à l'entraînement, ce qui lui a ouvert de nouveaux horizons. Nous avons découvert que le plus gros de sa tristesse inexprimée remontait à sa naissance. Martine était un bébé prématuré qui a passé les premières semaines de sa vie dans un incubateur. Elle est née avec une faiblesse du système immunitaire qui la rendait extrêmement sensible ; dans cet incubateur, elle a contracté une maladie de peau, le psoriasis, qui l'a tourmentée la plus grande partie de sa vie. Elle a également attrapé presque tous les microbes de l'hôpital et a eu une foule de maladies au cours de son enfance et de son adolescence. Née en novembre, elle a passé les fêtes de Noël dans l'incubateur, seule et isolée, ce qui plongea ses parents dans une grande tristesse. On aurait dit que Martine était née avec un gros nuage sombre au-dessus de sa tête… qui l'a suivie la majeure partie de sa vie. Nous avons conclu qu'elle avait un *pattern* consistant à s'isoler chaque Noël, invariablement, sans voir personne. Elle quittait le Québec, généralement vers quelque plage de l'Atlantique, le cœur en pleurs parce que sa famille lui manquait. Elle recréait inconsciemment son séjour en incubateur, où elle a été coupée de ceux qu'elle aimait.

Pour en revenir à l'entraînement, Martine décida de participer également au Programme de leadership. Chaque semaine, son groupe avait des devoirs d'écriture à faire à la maison, sur le sujet « engagement et responsabilité ». J'ai demandé aux gens de ce groupe d'apporter leurs devoirs la séance suivante afin que j'y jette un coup d'œil. Chaque équipe étant unique, j'adapte les tâche aux besoins spécifiques d'un groupe. Les thèmes sont variables ; « intégrité » ou « honore-toi toi-même, comme tu honores ta parole », « collaborer en équipe », etc. Tout dépend des questions majeures soulevées par l'équipe, ou, dans certains cas, de l'organisation ou de l'entreprise avec laquelle nous travaillons. L'écriture de Martine était si médiocre et son orthographe et sa grammaire si déficientes que j'ai cru que ce n'était pas possible, qu'elle manquait tout simplement de rigueur. Un autre participant, Jonathan, remettait lui aussi des travaux illisibles. Un jour, je leur ai demandé à tous les deux :

« Comment se fait-il que vous fassiez tant de fautes ?

— Parce que j'ai toujours été stressé à l'école, répondit Jonathan.

— Pourquoi ?

— Parce que j'ai souvent été tabassé par certains de mes camarades de classe. J'étais plus petit qu'eux, mais j'étais arrogant et je leur lançais des menaces. Ils n'aimaient pas mon attitude, alors ils me battaient constamment. Résultat : j'ai été incapable de me concentrer sur mes travaux de classe et c'est pourquoi je fais tant de fautes. »

De la réponse de Martine, il est ressorti, et avec beaucoup d'émotion, qu'elle a échoué sa 4e année trois fois. Pendant cette période, elle a été soumise à un stress majeur découlant entre autres de violence psychologique et physique dans sa famille. Jeune, elle était aux prises avec une mauvaise santé chronique combinée à des difficultés remontant à sa naissance et à sa petite enfance. Vers l'âge de neuf ans, elle était extrêmement nerveuse, avait beaucoup de peurs et peu de débrouillardise. À un certain moment, son travail scolaire était si pitoyable que ses enseignants et ses parents ont envisagé de la transférer dans une école pour enfants éprouvant des difficultés d'apprentissage.

Au fur et à mesure que le Programme de leadership avançait, l'écriture de Martine et celle de Jonathan s'amélioraient considérablement. Leur orthographe et même leur grammaire étaient franchement meilleures. Je leur ai demandé :

« Qui corrige vos travaux à la maison ?

— Personne, me répondirent-ils.

— Mais alors, comment se fait-il que vous ne fassiez plus de fautes ?

— Je me sens moins anxieux, maintenant… Je me sens plus détendu et capable de me concentrer », ont-ils répondu tous les deux.

Martine, en particulier, m'expliqua qu'elle ne paniquait plus et que l'accumulation d'émotions et de stress entourant sa 4e année avait été libérée en grande partie durant ses séances de respiration consciente.

Quand les gens sont stressés à l'extrême, en particulier les enfants, c'est qu'ils n'ont pas une bonne intégration cérébrale. Lorsque l'un des deux hémisphères du cerveau est jusqu'à un certain point en panne, que ce soit du côté cognitif ou du côté intuitif, notre capacité à apprendre diminue. Or, pour apprendre, nous avons besoin à la fois de la logique et de l'intuition pour fonctionner harmonieusement.

Des années plus tard, Martine me raconte encore à quel point elle est heureuse d'avoir aujourd'hui une écriture aussi belle que celle de sa mère, dont elle a toujours admiré la main. Pour elle, il s'agit d'un grand exploit.

Martine a également vaincu sa peur de parler en public. Elle a cessé de pleurer en s'adressant à des groupes – elle pleure encore parfois, étant sensible de nature, mais aujourd'hui elle est efficace. Elle fait des présentations pour des groupes de gens d'affaires et elle s'est lancée dans une nouvelle aventure après avoir suivi un cours universitaire et obtenu un diplôme. Ça a été une percée majeure pour elle. Elle avait très peur de ne pas pouvoir arriver à décrocher son diplôme, non parce qu'elle manquait de discipline – elle s'autodiscipline très bien –, mais à cause de sa difficulté à se concentrer et à rester concentrée.

La nervosité de Martine a été exaspérante pour les gens qui travaillaient avec elle au Programme de leadership. Quand elle exécutait une tâche dans nos locaux, elle se mettait à fredonner sans s'arrêter. On entendait dans son fredonnement tant d'anxiété que quiconque autour d'elle devenait anxieux et irritable. Elle ne se rendait pas compte du tout qu'elle faisait cela. Elle avait tellement peur de commettre des erreurs que lorsqu'elle préparait une salle pour une séance, elle tremblait. Bien sûr, avec une telle anxiété, elle n'arrêtait pas de faire des erreurs, ni de pousser la patience de son entourage à bout.

En plus des séances de respiration consciente, j'ai encouragé Martine à faire du yoga avec Duart et de commencer à méditer, afin de calmer son esprit et ses nerfs. Le yoga s'est révélé très bénéfique pour le renforcement, et même le rajeunissement, de son corps. Duart lui a également enseigné une forme de méditation, la Connaissance de soi, qui lui permet de relaxer et de lâcher prise. Elle est devenue plus sereine et plus centrée. La méditation et le yoga lui ont permis de passer à travers l'entraînement en respiration consciente et le Programme de leadership plus calmement. Elle avait de profondes questions émotionnelles à résoudre et elle y est allée avec courage; ce fut une période difficile pour elle, mais grâce à la connaissance de soi, elle a pu trouver en elle un profond silence intérieur qui lui a donné une grande force. Cette méthode lui a permis de combattre son insomnie; quel que soit le moment où elle s'éveillait la nuit, submergée par la peur et l'angoisse, elle méditait, se calmait et retournait se coucher sans prendre ni tranquillisant ni somnifère. Le yoga a considérablement amélioré sa posture et sa souplesse, et lui a même donné une apparence beaucoup plus jeune. Somme toute, son bien-être avait prodigieusement progressé.

La vie de Martine est très différente aujourd'hui. Son espace personnel est mieux dessiné et plus paisible. Elle a maintenant un amoureux après des années de vie solitaire. Ils travaillent ensemble sur divers projets et collaborent étroitement. Il n'y a pas de compétition entre les deux. Elle a compris que vivre seule n'était que le prolongement de son séjour en incubateur. Bien sûr, elle s'était crue heureuse en vivant seule, mais elle a compris que sa solitude était bien moins épanouissante qu'une relation intime et harmonieuse. Elle a appris à communiquer ses véritables sentiments, sans peur ni angoisse, à sa famille et à ses amis. Martine est maintenant une personne authentiquement solidaire, toujours occupée à créer de nouveaux projets qui contribuent au bien-être des gens autour d'elle.

Chapitre 7

Le yoga et la béatitude « d'être »

Om apavitrah pavitro va,
Sarvavastan gatopi va,
Yah smaret pundarikakasham
Sa bahyabhyantarah shuchih.

Om. Pur ou impur,
Que tous les endroits soient pénétrés de pureté ou d'impureté,
Quiconque s'ouvre à la vision élargie de la conscience illimitée
Gagne la pureté, intérieure et extérieure.

Invocation hindoue

Les chapitres précédents ayant porté sur la psychologie des *patterns*, aborder maintenant le vaste sujet du yoga peut sembler quelque peu bizarre. Toutefois, dans nos cours sur la guérison et la transformation, nous avons constaté que la pratique du yoga était une alliée puissante pour nous débarrasser de nos *patterns*, transformer notre façon de penser et notre perception, non seulement de nous-mêmes, mais également des autres.

Les pratiques du yoga, en particulier les postures, les techniques de respiration et la science de la méditation, sont de puissants moteurs pour nettoyer notre subconscient et accéder à la conscience de soi. Bien que l'unique objectif du yoga soit la réalisation de soi, son action réelle vise l'autoguérison sur tous les plans : psychologique, physique, émotif et spirituel. À travers le yoga, nous développons notre pouvoir personnel et une haute estime de soi. Tandis que nos fausses croyances, négatives et largement inconscientes se font éliminer, nous redevenons sains et entiers. La santé mentale, telle que définie dans la philosophie du yoga, est notre état naturel, celui de l'accomplissement de soi, l'ignorance de notre vraie nature étant vue comme une condition inférieure. Le but réel de la vie est de se réveiller de ce rêve autofabriqué de souffrance et de mort.

Cela ne suffit pas de comprendre nos *patterns*. La compréhension n'est qu'une première étape. Nous devons également travailler à guérir nos *patterns*. Les maîtres de yoga ne se lassent jamais de répéter que le yoga exige 90 % de pratique et seulement 10 % de théorie et de concepts. C'est d'ailleurs pourquoi le yoga n'est ni une religion ni une théologie. Le yoga est fait d'auto-investigation et d'expérience directe, et non d'un dogme ou d'un système basé sur la moralité. Chaque personne doit connaître sa vérité en passant par sa propre expérience. Les spéculations philosophiques et les querelles de spécialistes au sujet des réalités cosmiques ou personnelles ne nous mèneront nulle part. Les yogis comparent ces querelleurs à des ânes transportant des chargements de livres.

La philosophie et la pratique du yoga se développent depuis des milliers d'années. L'aspect théorique du yoga ne se fonde pas sur une spéculation métaphysique ou une analyse intellectuelle ; il se nourrit de l'expérience directe des yogis depuis des millénaires. À partir de leurs réalisations immédiates, nées de leur méditation profonde et de l'auto-investigation, les yogis ont pu clarifier la structure et le processus de la réalité personnelle et de la réalité cosmique. La théorie du yoga intègre une profonde compréhension de la nature psychologique de l'esprit, laquelle se développe en deux notions yogiques jumelles : *samskâras* (impressions) et *vasanas* (tendances mentales). Une compréhension de base de la métaphysique et de la psychologie de l'ignorance de soi-même est essentielle pour emprunter avec succès le chemin de la connaissance de soi. Les pages qui suivent constituent une vue d'ensemble condensée de la philosophie du yoga et de ses usages pratiques, avec les postures, la respiration, la méditation et la recherche de soi.

Le soi (ego) et le Soi (*paramatman*)

En Occident, nous avons tendance à confondre le mot «âme» avec le terme yogique *paramatman*, ou «Moi». Traditionnellement, les Occidentaux ont considéré l'âme comme un esprit qui quitte le corps au moment de la mort et qui entre dans une existence soit paradisiaque, soit infernale. Sa contrepartie, le «soi», est vu comme l'ego, ou la personnalité. Aujourd'hui encore, cette vision prévaut, et son idée de l'âme n'est pas loin de la vision orientale du corps subtil qui se détache du corps physique au moment de la mort, et qui poursuit son évolution sur d'autres plans. Dans la philosophie indienne, la notion de l'ego se désigne par *ahamkara* (littéralement: «créateur de je»). Le Soi du yoga, lui, a une connotation radicalement différente de celle de l'âme ou de celle de l'ego empirique.

La notion indienne du Soi est entièrement exposée dans un recueil d'enseignements sacrés appelés *Upanishads*. Ces textes riches en philosophie précèdent le Bouddha (env. 500 av. J.-C.) et ont sans doute influencé sa pensée avant son illumination. Les anciens *rishis* (sages), qui ont eu la révélation des *Upanishads* en méditant, considéraient que l'Absolu était *sat* (existence), *chit* (conscience) et *ânanda* (béatitude). Du pouvoir illimité (*shakti*), inhérent à l'Absolu, s'élève l'Être Suprême (Dieu), qui est à la fois le Seigneur de la Création et le Père et la Mère de tout ce qui vit et respire. Au cœur de Dieu (*Iswara*) comme au cœur de tous les êtres vivants, il y a le même Absolu, *sat-chit-ananda*, et cette Réalité n'est pas différente du Soi (*paramatman*). Les *Upanishads* proclament leur vision selon laquelle la Réalité est «Une, sans un deuxième», et qu'en fait nous aussi, nous sommes cette Réalité, malgré les apparences. Réaliser le Soi, c'est réaliser la Réalité fondatrice de tout ce qui est l'essence même d'une personne.

Le Soi est aussi nommé le Cœur, l'ultime Source de notre vie, de notre corps, de nos pensées, de nos sentiments, de nos rêves, de notre mémoire et même de nos désirs. Quand, en raison de l'ignorance de notre vraie nature, le sens de Je suis est assimilé à celui du corps-esprit, nous nous trouvons séparés de notre cadre naturel et de notre propre Source. C'est là la cause véritable de notre solitude, de notre isolement, de nos craintes et de notre faible estime personnelle. Se tourner vers le Cœur et réaliser notre identité avec Lui est le seul moyen de vaincre la mort et de mettre fin à nos souffrances. C'est le but ultime du yoga.

Samskâras (impressions) et *vasanas* (tendances mentales)

Rêver est le royaume du corps subtil. Pendant le sommeil, les sens physiques ne fonctionnent pas, bien qu'au moment où nous rêvons, nous voyions, entendions, sentions, goûtions et touchions des objets aussi nettement que quand nos sens sont éveillés durant la journée. Nos rêves sont faits d'un mélange d'évacuation du stress, de souvenirs, de fantasmes, de désirs, de peurs, de prémonitions, de conseils intérieurs et de prises de conscience profondes.

Lorsque nous sommes éveillés, les lois de la physique et l'activité de nos cinq sens dominent notre conscience, mais le corps subtil exerce lui aussi une influence sur nos pensées quotidiennes, nos sentiments et nos actions, par la voie de nos impressions (*samskâras*) et de nos tendances mentales (*vasanas*) enfouies dans le corps subtil. Ces *samskâras* et *vasanas* constituent ensemble la main invisible qui guide nos choix et nos actions. Quand quelqu'un se sent poussé de l'intérieur à faire quelque chose, apparemment contre son gré, et qu'il regrette par la suite, il dit: «C'est le diable qui m'a fait agir ainsi.» En fait, dans ce cas, le «diable» n'est qu'une tendance mentale (*vasana*) logée dans son corps subtil qui exerce une forte influence sur son comportement extérieur. Tant qu'on ne comprend pas le rôle des *samskâras* et des *vasanas* dans nos *patterns* comportementaux, il est bien difficile d'apporter une réelle transformation dans nos vies, et nous restons confinés dans le mystère de nos propres motivations.

Les *samskâras* sont de subtiles empreintes imprimées sur la matière mentale résultant de nos interactions avec notre entourage. Ces empreintes ne sont pas des souvenirs; cependant, ceux-ci sont constitués d'un cumul de telles empreintes. Selon la théorie du yoga, notre corps subtil s'est incarné sur le plan physique d'innombrables fois, accumulant un nombre énorme de *samskâras* qu'il reporte d'incarnation en incarnation. Notre esprit ne peut se rappeler consciemment que du plus récent de ces *samskâras;* cependant, la masse des *samskâras* anciens et enfouis nous affecte sur le plan subconscient. Lorsqu'il y a accumulation suffisante de *samskâras* dans une direction particulière, ils forment une tendance mentale qu'on appelle *vasana*. Les *vasanas* sont les inclinaisons formées d'après nos impressions (*samskâras*) antérieures.

Les *vasanas* se logent dans le corps subtil, et quand celui-ci s'incarne dans un nouveau corps physique, il transporte ses *vasanas* avec lui. C'est pourquoi un bébé ne naît pas *tabula rasa*, mais il arrive avec ses caractéristiques déjà définies et une prédisposition mentale particulière. Certains de ces traits prédéfinis peuvent se manifester seulement plus tard dans la vie, mais il n'en demeure pas moins qu'ils sont à l'état latent dans la psyché du nouveau-né, comme des semences qui n'attendent que le moment de germer. Contrairement aux *samskâras*, les *vasanas* sont relativement faciles à reconnaître dans la mesure où il suffit d'examiner nos *patterns* de comportement et de pensée pour les découvrir. Par exemple, si une âme a développé un goût pour le jeu lors de vies antérieures à cause d'une accumulation d'impressions associées à ce type d'activité, cette âme renaîtra dans un nouveau corps avec une tendance mentale à jouer déjà toute prête. Tout comme une semence fertile, ce *vasana* n'aura besoin que du bon agencement de circonstances pour germer.

Nos tendances mentales créent des *patterns* de pensée (*vrittis*) dans notre esprit. Les prédilections, préjugés et besoins qui constituent nos *vasanas* déterminent le sens de nos pensées, et cela crée des *patterns* de pensée répétitifs. Ceux-ci forgent nos dispositions d'esprit et notre caractère.

Pour pouvoir penser, il faut être conscient; mais la motivation sous-jacente à nos pensées, elle, est essentiellement inconsciente. Tant que nous ne cherchons pas à savoir exactement ce qui guide notre pensée, nous demeurons à la remorque de nos motivations inconscientes. Ce que la majorité des gens font, c'est se défendre, se justifier et rationaliser leur pensée, au lieu de chercher à comprendre ce qui fait qu'ils pensent de telle façon. Les fanatiques ne cherchent pas à savoir pourquoi ils sont fanatiques; au contraire, ils justifient leur fanatisme et restent fanatiques. Les enfants ne naissent pas fanatiques, mais beaucoup le deviennent plus tard. Le racisme est un bon exemple de *vasana* activé.

Nos *patterns* de pensée (*vrittis*) nous poussent à l'action. Nous agissons parce que notre *vrittis* nous commande d'agir, ce qui produit encore plus d'impressions (*samskâras*). Les *vrittis* nous dictent nos actions de manière à satisfaire les besoins et les tendances mentales (*vasanas*) qui ont engendré le *vrittis* au départ. Quant à nos *vasanas,* ils ont été produits par des accumulations de *samskâras* semblables imposés à l'esprit par des actions antérieures. De là, on peut facilement voir les innombrables cycles infernaux créés par ce processus. Les impressions génèrent des tendances, qui, elles, génèrent des *patterns* de pensée, qui à leur tour génèrent l'action, qui, elle, génère encore plus d'impressions, qui, elles, génèrent des tendances, etc. Ce cycle a le malheureux inconvénient de renforcer nos *patterns* comportementaux négatifs et de leur donner plus d'espace.

Nos *patterns* inconscients et nos mauvais comportements dans le monde sont tous attribuables à des *vasanas*. Devenir conscients de nos *vasanas* et les détruire par la respiration yogique, la méditation, la connaissance de soi ou par tout autre moyen efficace qui soit accessible, est la seule possibilité de s'échapper de cette prison mentale que nous nous construisons nous-mêmes, et de devenir libres. La philosophie du yoga considère ce cycle de *samskâras-vasanas-vrittis-karmas* (actions) comme une chaîne causale sans début ni fin. Nous n'interromprons pas ce processus, mais nous pouvons sauter hors du cycle en prenant conscience de l'aspect le plus profond de nous-mêmes, le Soi. Le contact mental avec le Soi, au moyen de la méditation, est connaissance pure et intuitive (réalisation), et cette connaissance directe est comme un feu qui brûle les semences de nos *samskâras*, détruisant leur capacité de germer et ainsi affaiblissant les *vasanas*. Le Soi, source et soutien de la Création, reste intouché par la Création et ses cycles. Quand nous parvenons au Soi, nous sommes automatiquement libérés de l'éternel rapport de cause à effet.

Prana (force vitale)

« Toute l'aventure du yoga n'est que jeu de forces praniques. »

Shakti, la puissance inhérente à l'Absolu, se manifeste en *prana*, ou force vitale. Le *prana* est la totalité des énergies qui se manifestent dans l'Univers, incluant tout depuis la chaleur, la lumière, le magnétisme, l'électricité et la gravitation, jusqu'à l'activité mentale, aux émotions et à chaque fonction du corps et de l'esprit. Le *prana* est également la bioénergie de toute forme de vie. Quand le *prana*, la bioénergie du corps, disparaît, le corps meurt. Le *prana* est la force primale de l'Univers, qui s'étend du niveau subatomique aux galaxies et au-delà. Les molécules d'eau qui constituent les océans sont une forme de *prana*, comme le sont aussi les vagues qui les traversent continuellement. Tout ce qui existe est *prana*, subtil ou grossier, visible ou invisible ; tout ce qui est relatif et changeant est une manifestation de la *shakti* inhérente au Soi, et qui donc ne peut exister séparé du Soi.

Le *prana,* qui gouverne le souffle, est également la puissance motrice de la matière cérébrale. Pour cette raison, on dit que celui qui détient le secret du *prana* détient le secret du yoga. La respiration est une forme externe des manifestions du *prana*, la force de vie qui pénètre en tous les organismes et les nourrit. Les blocages, le stress, la dépendance, les émotions refoulées, etc., influencent négativement le mouvement du *prana* dans les organismes vivants. Le *prana* est énergie, et l'énergie ne peut être ni créée ni détruite, mais si son flux naturel est obstrué, elle trouvera d'autres façons de se manifester. Chez les humains, par exemple, cela prend la forme d'une maladie physique ou mentale, ou encore d'un comportement nuisible et de toutes les conditions internes qui sapent notre bien-être et notre bonheur. L'organisme lui-même est *prana* et, à ce titre, il est gouverné par une tendance . évolutionniste inhérente à tous les organismes vivants.

Cette tendance évolutionniste se manifeste dans la capacité naturelle de l'organisme à autocorriger ses déséquilibres et à se purifier de toute forme de substance toxique, qu'elle soit matérielle ou psychique. Bien sûr, il y a des limites, et si le système est soumis à un trauma majeur ou à un trop gros stress, il y aura rupture complète et ce sera la mort du corps. Néanmoins, c'est encore cette tendance évolutionniste, issue de la puissance invincible de la *shakti*, qui pousse les humains à survivre, à trouver des solutions à leurs problèmes et à aller vers plus de bonheur, de bien-être et de liberté. La pratique intemporelle du yoga est elle-même un produit de cette force évolutionniste et elle est aussi un rassemblement de méthodes convaincantes pour éliminer les obstacles à la circulation naturelle du *prana* dans le corps-esprit.

Les techniques du *pranayama* (respiration contrôlée) sont un élément essentiel de ces méthodes. Le *pranayama* est un moyen de régler et de diriger le flux du *prana* dans diverses techniques de respiration. Les effets immédiats du *pranayama* sont une plus grande stabilité émotionnelle, une relaxation plus profonde, une clarté intérieure et une faculté accrue de concentration. Tous ces bienfaits améliorent la capacité de l'organisme à s'autopurifier.

Le simple fait d'amplifier le flux d'oxygène au cerveau, aux organes vitaux, aux cellules et aux extrémités du corps renforce la résistance de l'organisme aux maladies. En outre, la relaxation profonde et le calme mental qui suivent la pratique du *pranayama* aident le corps à évacuer le stress et la tension, assurant ainsi une plus grande stabilité du système nerveux et un corps détendu et souple. À eux seuls, ces bienfaits renforcent le système immunitaire. La pratique régulière du *pranayama* apporte un soutien efficace pour réduire la dépendance aux drogues et à l'alcool, et pour surmonter la dépression.

Kriya pranayama

Il existe une grande variété de techniques du *pranayama* et chacune produit ses avantages spécifiques. Certaines de ces techniques peuvent être regroupées selon la similarité de leurs méthodes et de leurs résultats. Nous utilisons le terme *kriya pranayama* pour désigner un type de processus de respiration qui présente les caractéristiques suivantes :

- Respirer de façon circulaire et «connectée».
- Inhaler les flux jusqu'à exhalation, exhaler les flux jusqu'à inhalation.
- Respirer toujours par les deux narines.
- Utiliser toute combinaison de respirations courtes, moyennes et longues.
- S'entraîner avec ou sans *âsana*.
- S'entraîner en position assise, bien droit, ou couché sur le sol.
- S'entraîner pour une durée d'une minute à une heure.
- Utiliser, de façon optionnelle, la respiration *ujjayi* (victoire).

Quelques exemples d'entraînements de *kriya pranayama*

- Quatre brèves respirations, suivies d'une longue respiration ; répéter quatre fois. (Une minute, assis)
- Quatre brèves respirations, suivies de quatre respirations moyennes, suivies de deux longues respirations ; répéter de deux à dix fois. (D'une à cinq minutes, assis)

- Combinaisons des cycles de respiration « quatre brèves, quatre moyennes, deux longues », par exemple :

  a) 4-4-2 + 8-8-4 + 4-4-2 (2 minutes, assis)

  b) 4-4-2 + 8-8-4 + 16-16-8 (4 minutes, assis)

  c) 4-4-2 (x 3) + 8-8-4 (x 3) + 4-4-2 (× 3) (6 minutes, assis)

  d) 4-4-2 (x 3) + 8-8-4 (x 3) + 12-12-6 (× 3) (9 minutes, assis)

  e) 4-4-2 (x 3) + 8-8-4 (x 3) + 12-12-6 (× 3) + 16-16-8 (× 3) (15 minutes, assis)

  f) Respirations longues et circulaires (60 minutes, couché, ce qui équivaut à une séance de respiration consciente)

Le *kriya pranayama* renforce les poumons, augmente la capacité respiratoire et contribue à améliorer la santé et l'énergie. Il y a corrélation entre la fluidité de notre respiration et notre bien-être physique et affectif. Quand nous sommes détendus et bien centrés, notre respiration est régulière et stable, alors que quand nous sommes effrayés, en colère ou tendus, notre respiration est rauque, irrégulière, laborieuse ou étouffée. En travaillant sur notre souffle, nous améliorons notre santé mentale, affective et physique. Par ailleurs, toutes les formes de *pranayama* devraient être pratiquées là où il y a beaucoup d'air frais.

Les toxines physiques sont évacuées simplement par une respiration améliorée. Le corps élimine environ 70 % de ses déchets par la respiration, 20 % par la peau et seulement 10 % par la défécation et la miction. Les techniques saines de respiration enseignées en yoga bénéficient aussi aux gens atteints d'asthme, d'allergies, de haute ou de basse pression, d'insomnie, de maladies cardiaques reliées au stress, d'hyperactivité, de douleurs chroniques et de déséquilibres métaboliques ou endocriniens. Voici une liste de quelques autres façons dont *kriya pranayama* contribue à notre bien-être.

• améliore l'acuité mentale	• augmente l'attention
• génère une chaleur interne	• oxygène le sang
• réduit le dioxyde de carbone dans les poumons	• apaise le système nerveux
• revitalise l'organisme entier	• soulage les migraines et les maux de tête
• améliore la vivacité	• donne de l'énergie au corps
• favorise la digestion	• renforce le système immunitaire
• contribue à la perte de poids	• aiguise les sens
• réduit l'anxiété	• stimule la circulation

Le *kriya pranayama* est un exercice efficace pour éliminer les toxines physiques et psychiques de notre organisme. Une étude sur la plus intense des formes du *kriya pranayama* a révélé qu'il s'agissait d'un moyen efficace pour libérer les émotions refoulées. Ces variantes du *kriya pranayama* seront cependant mieux accomplies sous la supervision d'un *coach* expérimenté dont la présence rassure et qui peut nous enseigner d'autres méthodes, par exemple l'utilisation d'affirmations, pour faciliter notre guérison. Les gens qui souffrent de dépression et de dépendance à la drogue bénéficient eux aussi grandement du *kriya pranayama,* qui ouvre les *nadis* (nerfs subtils) et chasse les éléments qui bloquent le flux d'énergie dans le corps.

Les chakras et le corps subtil

Le *prana* se présente à la fois comme le corps physique et le corps subtil et éthéré, ce qui englobe la totalité de l'organisme. Le souffle est le lien qui unit les aspects physique et subtil de l'organisme. Avec notre dernier souffle vient la mort du corps physique, mais pas celle du corps éthéré, qui poursuit son voyage en tant que manifestation subtile du *prana*. Bien que les corps physique et subtil soient distincts, il y a une relation intime entre les deux. En fait, jusqu'à un certain point, ces deux corps sont le reflet l'un de l'autre. D'autre part, où que se trouve l'endroit où un groupe de nerfs, d'artères ou de veines s'entrelacent mutuellement à l'intérieur du corps physique, leur point de rencontre, ou centre, s'appelle un plexus. De même, il existe un réseau de nerfs subtils nommés *nadis* dans le corps éthéré à travers lequel passe le subtil *prana*, et quel que soit l'endroit où un groupe de ces *nadis* s'entrelacent, il s'appelle chakra (lieu de conscience et de force vitale). Le corps éthéré, avec ses *nadis* et ses chakras, pénètre dans le corps physique et y exerce une influence subtile, mais importante. Bien que les chakras ne soient pas perceptibles par les sens physiques, on commencera, avec un peu de pratique, à les sentir pendant le *pranayama* et la méditation.

Il existe sept chakras majeurs associés au corps physique ; ils sont situés au bas de la colonne vertébrale, près des régions génitales, au nombril, près du cœur, dans la gorge, dans le milieu du front et sur le dessus de la tête. Ces sept chakras sont reliés par un *nadi* majeur situé au centre de la colonne vertébrale, qu'on appelle *sushumna*. Le *sushumna nadi* court de la base de la colonne vertébrale jusqu'à la tête. L'énergie de la *kundalinî*, une autre manifestation du *prana* à l'intérieur du corps subtil, fait monter le *sushumna nadi* à la suite d'une pratique spirituelle. Circulant le long de *sushumna*, la *kundalinî* stimule et réveille successivement chaque chakra (centre de la conscience). En commençant par celui qui est situé à la base de la colonne vertébrale, chaque chakra représente un aspect plus raffiné du corps subtil. Le réveil de chacun des chakras reflète une évolution dans la conscience individuelle. Voici donc les chakras.

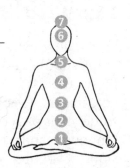

Les sept chakras

1er	chakra de la racine	centre de l'autopréservation
2e	chakra pelvien	centre de l'autogratification
3e	chakra du pouvoir	centre de l'autodéfinition
4e	chakra du cœur	centre de l'autoacceptation
5e	chakra de la gorge	centre de l'autoexpression
6e	chakra du troisième œil	centre de l'autoréflexion
7e	chakra du sommet	centre de l'autoconnaissance

Selon la philosophie du yoga traditionnelle, quand l'énergie sinueuse de la *kundalinî* atteint le septième chakra (sommet de la tête), le yogi atteint la libération (*moksha*). Toutefois, Ramana Maharshi, un sage moderne hautement considéré, affirme que la libération finale s'accomplit dans une fusion définitive de la conscience individuelle dans le Cœur spirituel (situé du côté droit de la poitrine). Ce Cœur spirituel n'est pas un chakra; c'est la Source d'où s'élèvent le corps subtil et les chakras, dans laquelle ces derniers fusionneront ultimement.

Les gens qui s'intéressent à la spiritualité confondent souvent le corps subtil et le Soi. Cela est dû à un manque d'information. Le corps subtil, tout comme le corps physique d'ailleurs, n'est qu'un aspect du Soi; il existe à l'intérieur du Soi, il est envahi par le Soi, il provient du Soi. En revanche, le Soi ne dépend en rien du corps subtil ou du corps physique. Le Soi *est*, avec ou sans les auxiliaires que sont le corps subtil et le corps physique. Le vrai «Je suis» est le Soi, «*Je suis ce que je suis*». Les corps subtil et physique sont le soi aussi, mais avec un s minuscule. Le petit soi est fugace, dépendant, sujet aux accidents et voué à la décomposition. La notion erronée selon laquelle nous sommes ce corps assujetti est responsable de notre peur et de notre misère. Lorsque nous réalisons notre Soi authentique, nous vivons agréablement dans cet univers relatif, mais sans l'anxiété qui surgit de la terreur de notre propre mortalité. Ce que nous sommes vraiment est immortel, au-delà du principe de causalité, du temps et de l'espace. Notre véritable nature est *sat-chit-ananda*: Existence-Conscience-Béatitude.

Les pouvoirs (*siddhis*)

Il existe dans le yoga des techniques qui consistent à développer des pouvoirs (*siddhis*) extraordinaires. Toutefois, les sages n'ont jamais encouragé leurs élèves à travailler pour les posséder. Au lieu de cela, ils ont suggéré à des chercheurs de saisir l'occasion de cette incarnation pour atteindre leur réalisation de soi. Pour eux, le Soi est la Réalité, et réaliser cela, c'est réaliser son immortalité. Le corps, qui est forme, est sujet aux lois du temps, de l'espace et de la causalité. Le Soi, par contre, est l'éternel Présent et la Source même du temps et de l'espace. Réaliser le Soi, c'est transcender toutes les limites de l'existence relative.

La science elle-même est un *siddhi* qui nous permet de manipuler les lois physiques, et les maîtres spirituels font la même chose depuis des temps immémoriaux. Néanmoins, manipuler les lois naturelles a un prix, comme on l'a si bien constaté avec l'avancement de la science et des technologies. Chaque nouvelle invention entraîne une série de nouveaux problèmes qui sont souvent plus importants que le bénéfice escompté au départ. L'énergie atomique en est un bon exemple ; le génie génétique pourrait bien en être un autre.

Pour les sages, rechercher les *siddhis* est un leurre de l'ego qui nous éloigne de notre véritable objectif : atteindre notre libération. De plus, quels que soient les succès limités que nous obtenons en poursuivant les *siddhis*, ils ne font que renforcer notre égoïsme qui, à son tour, augmente notre soif de pouvoir et de contrôle, et peut facilement dégénérer en magie noire. Ramana Maharshi soulignait que le seul *siddhi* qui vaut d'être poursuivi est la réalisation de soi. Il a aussi reconnu que ceux qui se réalisent eux-mêmes se trouvent souvent dotés de *siddhis*, tels que la clairvoyance et la précognition, mais ces dons leur viennent naturellement, comme une Grâce. En outre, s'étant réalisés eux-mêmes, ils ne sont pas attachés à ces pouvoirs et n'en usent que pour le bien.

Les origines du yoga

Le sous-continent de l'Inde ancienne était au départ une société agraire constituée de petites villes, de villages et de fermes. Des tribus primitives de chasseurs habitaient les régions les plus éloignées. C'était une terre diversifiée, avec ses royaumes, ses peuples et ses langues. C'est là que l'intemporelle pratique du yoga a pris racine, il y a plus de 5000 ans.

On reconnaît encore cette terre dans l'Inde moderne, dont la majorité des différents peuples habitent toujours les régions rurales et vivent d'agriculture, leur principale source de subsistance. En voyageant en Inde aujourd'hui, on entend de nombreuses langues, on voit une grande diversité de coutumes et on ne peut s'empêcher d'observer toutes sortes de types de corps et de couleurs de peau dans les différentes régions. Peuplée d'un milliard d'habitants, l'Inde moderne est la plus grande démocratie du monde. En dépit d'immenses défis démographiques et d'une histoire parsemée d'invasions et de pillages, puis d'assimilation de leurs propres envahisseurs, il est remarquable que non seulement l'Inde arrive à se tenir debout comme nation démocratique, mais elle fait de rapides progrès grâce à son grand dynamisme économique au sein du village global.

Le secret de la force de l'Inde et de sa capacité de résistance réside dans sa philosophie de vie védique, qui date d'au moins 4000 av. J.-C. Ce système spirituel ouvert, tolérant et pluraliste, s'est développé avec les millénaires pour culminer en une série d'enseignements inspirés nommés *Upanishads*. Les principaux *Upanishads*, qui datent d'avant l'ère chrétienne, consistent en des révélations, plutôt qu'en des discours intellectuels, qui étaient intuitivement «entendues» par des *rishis* (sages) inspirés. Ce qui distingue les *Upanishads* de la foi védique antérieure, dont ils sont néanmoins partie intégrante, c'est leur idée philosophique de la nature de la réalité, ainsi que leur intérêt, quasi exclusif, pour les questions de l'illumination ou de la réalisation de soi. Le grand sage du VIIᵉ siècle Adi Shankara écrivit ses fameux commentaires au sujet des principaux *Upanishads*, et établit ainsi la nature non duelle de la réalité.

L'essentiel du message de ces écritures anciennes est que tout est un et que la perception de détachement est une erreur analogue à un mirage d'eau dans un désert, ou à un bout de corde qu'on prend pour un serpent. Ces écritures traitent des questions les plus brûlantes que chaque être humain porte en son cœur: «Que suis-je?», «Qui suis-je?», «Pourquoi suis-je là?», «Comment puis-je surmonter ma peur de la mort?» Au cours des siècles, l'Inde a engendré un grand nombre de sages qui ont trouvé, à l'aide de leur intuition et de leur expérience, les réponses à ces questions. Ramana Maharshi, Nisargadatta Maharaj, Paramahamsa Yogananda et Swami Sivananda sont quelques-uns des maîtres les plus reconnus, et ils ont tous vécu dans les cent dernières années. La plupart des adeptes de la spiritualité indienne, cependant, sont venus et sont repartis discrètement, à l'insu de tous sauf de quelques disciples et chercheurs.

La sagesse des *Upanishads* trouve son application pratique dans le yoga. Les *Upanishads* nous offrent une vision inspirante de ce que chaque être humain peut atteindre, tandis que le yoga nous fournit le moyen d'y parvenir. Les méthodes de yoga sont diverses et appliquées en fonction du tempérament et de la maturité de chaque élève. Chacun de nous a son histoire personnelle unique et karmique, tout comme sa physiologie, ses aptitudes et sa raison d'être (*svadharma*), ce qui signifie qu'il ne peut y avoir deux élèves qui suivent exactement la même voie. Toutefois, bien qu'il existe plusieurs façons de pratiquer le yoga, leur but ultime demeure le même, comme le mot yoga lui-même l'indique par sa signification, «joindre, unir». L'objectif final du yoga sous toutes ses formes est de nous ramener à l'être complet et de mettre fin à nos souffrances.

Les gens entreprennent la pratique du yoga pour des raisons évidentes, par exemple une meilleure forme physique, une meilleure santé, une réduction du stress, une augmentation de l'énergie, l'élimination de dépendances, la fin des insomnies, une meilleure concentration, une meilleure mémoire, etc. La liste est longue. Mais la véritable motivation cachée pour commencer la pratique du yoga, c'est une profonde impulsion, souvent inconsciente, de revenir à la Source même de la conscience et de l'existence: le Soi illimité, omniprésent et immortel, ou *paramatman*.

Il est difficile d'évaluer l'ancienneté du yoga, mais une chose est sûre, c'est qu'il est très vieux. Pendant des siècles, diverses écoles de yoga se sont établies dans différentes régions du sous-continent Indien. Vers le IIe siècle av. J.-C., un grand sage nommé Patanjali fit la synthèse des plus importantes de ces écoles et les fusionna en un système unifié nommé *raja* (royal) ou *astanga* (aux huit membres). Dans les siècles qui ont suivi Patanjali, son travail, connu sous le nom de *Yoga Sutras*, en est venu à se faire reconnaître comme le texte faisant autorité en yoga. Tous les enseignants modernes compétents de yoga considèrent le *Yoga Sutras* comme le texte clé de raja-yoga et l'étudient.

La popularité grandissante du yoga en Occident ne s'est d'abord concentrée que sur l'une des huit branches du raja-yoga, l'*âsana* (postures). Dans une moindre mesure, une autre branche, le *pranayama* (contrôle de la respiration), est fréquemment incluse dans l'*âsana*. Quatre des six branches restantes portent sur les étapes de méditation. La méditation fait aussi partie de la pratique occidentale actuelle du yoga, quoique beaucoup moins souvent. Une séance idéale de yoga, cependant, comprend l'*âsana*, le *pranayama* et la méditation, dans un mouvement continu qui dure jusqu'à une heure et demie, et même davantage. Les deux dernières branches du raja-yoga traitent d'éthique et de certaines observances qu'on conseille vivement à l'élève de respecter. La branche sur les observances (*niyama*) enjoint l'élève d'étudier les textes sacrés, de respecter son professeur et de s'habituer à demeurer serein devant l'adversité ; la branche sur l'éthique (*yama*) prohibe les comportements nuisibles aux autres, comme la malhonnêteté, l'hypocrisie et la violence (*himsa*) envers les autres formes de vie. Le *Yoga Sutras* encourage également la dévotion à Dieu (*Ishwara*), mais n'en fait pas une condition préalable. En fait, l'amour pour l'Être Suprême se développe déjà naturellement par l'influence stimulante et purifiante de la pratique du yoga.

Les quatre voies du yoga

Bien que la majorité des Occidentaux parlent de raja-yoga pour désigner leur pratique, il ne s'agit en fait que d'une seule des quatre voies (*margas*) majeures du yoga traditionnellement reconnues dans la philosophie indienne. Ces quatre voies sont exposées en profondeur dans l'un des plus importants textes sacrés de l'hindouisme, la *Bhagavad-gītā* (« La chanson de Dieu »).

Raja-yoga

C'est la voie du contrôle de l'esprit, le yoga de la méditation. En prenant le contrôle de notre respiration et de notre pensée à l'aide d'*âsana*, du *pranayama* et de la méditation, notre esprit devient totalement passif, sans pensées. Cet état ne doit pas être confondu avec le sommeil ou la transe, car l'expérience intérieure se déroule dans une conscience intense, une profonde paix et une volonté d'être dans le moment présent. Quand, avec la pratique, l'exercice se stabilise, l'élève demeure dans un état extraordinaire, quoique naturel, facile et continu, de complète conscience de soi, et ce, à chaque instant des trois états de conscience ordinaires que sont l'éveil, le sommeil et le rêve. Cet état de réalisation de soi se nomme *moksha* (libération).

La méditation est la clé de la réussite du raja-yoga. Les formes yogiques de méditation font généralement usage d'un mantra (son sacré) qui permet à l'élève de concentrer son esprit en un seul point, pour atteindre graduellement un état de concentration parfaite et d'équilibre. Quand il n'est plus dérangé par des distractions externes (bruits, odeurs) ou internes (souvenirs, désirs), l'esprit fusionne avec sa propre source, le Soi. Cette dernière étape n'exige aucun effort conscient de l'élève, puisque la nature divine du Soi fonctionne comme un aimant sur l'esprit qui, à ce stade, s'est déjà purifié de ses conditionnements réactifs. Au moment où l'esprit est prêt, il est simplement absorbé dans la Source d'où il vient.

Les étapes successives et progressives de méditation complètent les quatre dernières branches des *Yoga Sutras* de Patanjali. Ce sont *pratyahara* (retrait de l'intérêt pour les objets perçus par les sens), *dharana* (fixation de l'attention sur un seul objet, habituellement un mantra), *dhyâna* (attention soutenue sur l'objet de la méditation) et *samâdhi* (absorption; l'esprit se fond dans sa source, le Soi). Au moment où l'élève est capable de rester absorbé, avec constance et sans effort, dans le Soi et comme le Soi, il sera considéré comme ayant accompli la réalisation de lui-même, et cela, même si son corps est engagé dans quelque activité dynamique ou dans un profond sommeil. À ce stade, il ne se reconnaît que comme le Soi; sa fausse identification au corps-esprit, basée sur l'ego, est chose du passé.

L'état d'autoréalisation est aussi appelé « libération » ou « affranchissement de l'esclavage ». Qu'entend-on par esclavage? Dans la philosophie du yoga, l'esclavage est une condition de souffrance due à la non-connaissance du Soi. Nous nous identifions exclusivement à l'illusion d'un univers physique caractérisé par le temps et l'espace, les objets et les événements externes et, surtout, notre corps-esprit. Étant donné que tout ce qui a une forme est forcément limité par cette forme, tout comme par les limites concrètes du temps et de l'espace, identifier le *Je suis* au corps nous limite assurément à une forme particulière. Le fait que nous identifiions le *Je suis* à ce corps-esprit crée automatiquement l'impression que *Je suis limité* par le temps, l'espace, les circonstances et les lois physiques qui gouvernent tant l'Univers que notre propre physique. C'est cette identification aux limites qui produit la souffrance. Le corps, tant qu'il est en vie, sera toujours limité, mais cela signifie-t-il pour autant que *Je* suis limité ? Si par Je on entend le corps, alors bien sûr, je suis limité.

D'autre part, si mon véritable soi, le *Je suis ce que je suis*, est quelque chose d'autre que ma forme physique, quelque chose qui à la fois transcende et pénètre le corps-esprit, alors je ne suis pas limité. Quand le chercheur comprend, par la méditation et la connaissance de soi, que le vrai *Je suis* ne se limite pas au corps et qu'il n'est pas du tout assujetti aux lois physiques qui régissent les naissances et les morts, il comprend qu'il est, par nature, libre. Il reconnaît que son esprit entretenait ses sensations d'être un esclave, et non pas une réalité imposée sur laquelle il n'aurait pas de prise. Une fois qu'il s'éveille à ce qu'il est réellement, son illusion d'être un esclave s'évanouit, tout comme sa souffrance.

Bhakti-yoga

Le yoga de dévotion (*bhakti*) met l'accent sur l'abandon à la volonté de Dieu. Aimer ardemment le Créateur et Lui consacrer toutes nos actions purifie l'esprit et ouvre le cœur. La dévotion et l'abandon de soi, pratiqués sur une base quotidienne, mènent à la libération complète et finale dans l'union avec le Divin. L'amour pour la Source de création se développe spontanément grâce à la purification et à l'ouverture du cœur. Il y a un élément puissant de *bhakti* dans chacune des quatre voies du yoga, dans la mesure où la purification et la quête de la Source sont inhérentes à chaque voie. Toutefois, le bhakti-yoga met principalement l'accent sur le culte et l'amour pour le Dieu personnel et convient mieux aux personnes qui ont une nature fortement émotive. Sri Ramakrishna fut sans aucun doute le *bhakta* le plus connu de l'histoire moderne, avec sa dévotion intense et énergique à Dieu sous la forme de la Mère Divine.

Karma-yoga

Le yoga de l'action (*karma*) met l'accent sur le fait d'être au service de façon détachée comme chemin vers le Divin. Travailler pour le bien-être des autres et offrir les fruits de ce labeur à Dieu est une forme de dévotion exaltante. Sur cette voie-ci, à vrai dire, toutes les actions et leurs fruits doivent être offerts à Dieu. Cette approche permet de cultiver le détachement et l'impassibilité devant les choses de ce monde, la sérénité devant les épreuves et les échecs, et elle soutient le chercheur qui tente de surmonter ses tendances égocentriques. Mahatma Gandhi était un *karma* yogi du plus haut rang qui a dédié sa vie entière au bien-être des opprimés ; il a fait campagne en faveur de la désobéissance civile non violente et a mis de l'avant un programme socio-économique pour l'amélioration des conditions de vie dans les villages et les régions rurales.

Jnana-yoga

Le yoga de la connaissance (*jnana*) examine la question « Qui suis-je ? ». Le chercheur médite directement sur le Soi et il découvre que connaître le Soi, c'est connaître la Réalité Suprême dans Son essence. Il s'agit d'une voie de sagesse critique, qui se questionne sur la véritable identité du *Je* que nous croyons inconsciemment être. En accédant, par la connaissance de soi, à la vraie nature du *Je*, on en vient à découvrir que nous ne sommes pas le corps-esprit.

De plus, on constate que le Soi, qui est la Source de la pensée et l'ultime Sujet, ne peut être aussi un objet de pensée. On ne peut considérer le Soi comme une réalité objective, ni intellectuellement ni par les sens. De même, nous ne pouvons connaître le *Je suis ce que je suis* au moyen d'une analyse intellectuelle ou d'une observation scientifique. On ne peut le connaître qu'en l'étant. « Pour savoir qui tu es, sois qui tu es », dit Ramana Maharshi, le plus célèbre représentant du jnana-yoga et de la philosophie de non-dualité de l'Inde moderne. Ce sage très vénéré a réinterprété et rajeuni l'ancienne pratique de la connaissance de soi pour les temps modernes, la rendant accessible à tous, partout.

Les quatre voies du yoga ne font qu'une

En dépit de différences superficielles au sein des diverses écoles de yoga, les quatre voies du yoga ne font qu'une. Il est entendu que, sur la route de la liberté, chaque chercheur rencontrera et explorera chacune de ces voies, mais un seul des quatre yogas deviendra sa voie dominante, selon son tempérament individuel et ses aptitudes. Ainsi, le mahatma Gandhi était un karma yogi mais également un grand fervent de Dieu. Il a dédié sa vie au service de l'Être Suprême et il rapportait volontairement les fruits de toutes ses actions au Seigneur. Ses derniers mots, prononcés au moment de son assassinat, furent Rama, Rama, Rama (Dieu, Dieu, Dieu). Par contre, Ramana Maharshi, qui illustra la voie de la *jnana* (connaissance), se levait chaque matin à trois heures afin de préparer à manger pour les nombreux chercheurs venus s'asseoir en sa présence, agissant dans ce cas davantage comme un karma yogi. Sri Ramana insistait également pour que les pauvres, qui venaient quotidiennement à son ashram pour avoir un repas, soient nourris d'abord, et il ne manquait pas de s'occuper des nombreux animaux qui, sauvages ou domestiques, recherchaient ses soins et sa protection. Il était profondément ému, jusqu'aux larmes, quand il parlait de Dieu, démontrant ainsi la dévotion du bhakti-yoga.

Quand un chercheur, quel qu'il soit, qui suit l'une ou l'autre des quatre voies du yoga, en vient à s'éveiller à la réalité de sa nature la plus profonde et atteint la réalisation de soi, il donne automatiquement l'exemple de la maîtrise de soi (*raja*), de la dévotion (*bhakti*), de la connaissance (*jnana*) et du désintéressement (*karma*). Ces caractéristiques d'équilibre mental, d'amour, de connaissance et d'altruisme sont les pures manifestations de l'unique Source de toute vie. Chaque fleuve sur cette planète suit son propre et unique cours, et pourtant ils regagnent tous le même océan d'où ils viennent pour fusionner et incarner les attributs de l'océan. De la même façon, quand le chercheur s'éveille à son unicité avec sa Source, il incarne spontanément toutes les caractéristiques divines représentées par les différentes voies du yoga.

Les huit branches du raja-yoga

Le raja-yoga classique de Patanjali est un système intégral et holistique de maîtrise de soi. Il est holistique, car il effectue une transformation sur tous les plans de notre vie : social, physique, émotif, mental et spirituel. Il est intégral, car ses huit branches sont interdépendantes, et elles devraient être pratiquées ensemble pour produire un résultat.

La plupart des élèves dans cette voie commencent par une seule branche, très souvent l'*âsana* (postures), puis graduellement ils intègrent les sept autres. Nos inclinations intérieures, tout comme les circonstances, déterminent où commencer. Par exemple, X a un mal de dos et une amie lui dit que les classes de yoga qu'elle suit pourraient l'aider à se soigner. Il décide d'essayer et accompagne son amie au studio de yoga. Peut-être X commencera-t-il avec les douze mouvements fluides de la Salutation au Soleil et en observera-t-il un bénéfice immédiat.

La Salutation au Soleil est très efficace parce qu'elle fonctionne avec chaque groupe de muscles majeurs du corps, et qu'elle coordonne simultanément la respiration profonde avec chacun des douze mouvements. X note que sa douleur au dos a diminué et il se sent mieux physiquement. Il remarque également qu'il est plus calme et mieux centré. Il pense alors que c'est merveilleux, et décide de suivre des classes régulièrement. Voilà un exemple fréquent de la manière dont les gens empruntent la voie du raja-yoga.

D'autres commencent en s'inscrivant à un cours de méditation yogique et découvrent la profonde satisfaction de la communion avec le Soi et la paix intérieure qui l'accompagne. Certains reçoivent leur introduction au yoga avec des exercices de respiration (*pranayama*) visant à réduire leur stress et à augmenter leur sensation de bien-être. D'autres encore lisent un livre sur la philosophie du yoga et, émus, en entreprennent la pratique. À vrai dire, la façon de commencer n'a pas vraiment d'importance étant donné que la Vie elle-même nous guide lorsque nous sommes prêts. Ceux qui persistent en yoga intègrent graduellement les huit branches à leur pratique. Tout comme les empreintes digitales, la voie du yoga est unique à chaque individu, bien qu'elle repose en même temps sur une base commune de connaissance, de principes et de pratique.

Voyons maintenant plus en détail chacune des huit branches du raja-yoga.

Première branche : les préceptes éthiques (*yama*)

Le raja-yoga préconise cinq engagements éthiques considérés comme essentiels pour progresser sur la voie du yoga. Ces cinq engagements sont en fait communs à toutes les religions majeures du monde. Les voici :

- la non-violence (*ahimsa*) ;
- l'authenticité ;
- le fait de ne pas voler ;
- une sexualité responsable et modérée ;
- le fait de ne pas être avare.

Étant donné que ces idéaux éthiques incluent la première branche du yoga, certains professeurs et chercheurs font l'interprétation selon laquelle l'élève ne peut avancer à la branche suivante tant qu'il ne se rapproche pas de la perfection éthique. C'est une erreur car toute personne ayant pleinement maîtrisé ces préceptes s'est déjà autoréalisée et n'a donc pas besoin de poursuivre les étapes successives du yoga. Nous ne devrions donc pas attendre d'avoir maîtrisé ces cinq principes éthiques avant d'entreprendre les sept autres branches. Les diverses pratiques de chaque branche du yoga purifient le corps-esprit du stress et des conditionnements négatifs, et renforcent automatiquement les traits

positifs de notre caractère tout en affaiblissant nos tendances mal-
saines.

À mesure que nous sommes plus conscients de nous-mêmes,
nous devenons capables de surveiller nos tendances négatives avant
qu'elles se manifestent dans un comportement destructeur. En
étant plus attentifs à notre véritable nature, on a de moins en moins
envie de s'engager dans des activités nuisibles aux autres et à soi-
même. Il n'en reste pas moins qu'assimiler ces cinq préceptes
éthiques et avoir résolument l'intention de les suivre est d'une
importance vitale. Par contre, se permettre un comportement
négatif pendant qu'on pratique le yoga est à la fois stupide et
irresponsable.

Assumer la responsabilité de nos actions et de l'effet que notre
comportement peut avoir sur notre environnement est le moyen
le plus rapide de progresser. Éviter la responsabilité est à peu
près aussi sensé que de laver et polir sa voiture, puis de foncer à
toute vitesse dans la première flaque de boue qui se présente. Il
est également important de ne pas se laisser aller à la culpabilité
si notre éthique dérape ; la culpabilité est un obstacle majeur sur
le chemin de la réalisation de soi. Si nous y cédons – et nous y
céderons –, au lieu de sombrer dans des pensées et des sentiments
coupables, nous avons la possibilité de nous tenir responsables
pour tout préjudice qui aurait été causé et d'offrir les réparations
nécessaires. Prendre la responsabilité de nos erreurs et les corriger est un signe de maturité spirituelle. Cultiver cette qualité est
le principal objet de cette première branche du yoga.

Deuxième branche : les observances (niyama)

Le raja-yoga nous incite à développer consciemment certains
traits positifs afin de soutenir notre pratique. On appelle ces traits
« observances » (niyama) et elles sont au nombre de cinq :

- la pureté (mentale et physique) ;
- le contentement (dans les circonstances heureuses comme
  pénibles) ;
- la simplicité (de la modération en toutes choses) ;

- l'étude (des écritures et d'autres matières sacrées ou inspirées);
- la Dévotion à l'Être Suprême.

Ces observances sont les piliers qui soutiennent à la fois notre pratique du yoga et notre vie quotidienne. Elles sont aussi communes à toutes les grandes religions et traditions spirituelles de ce monde.

Troisième branche : les postures (*âsana*)

Le yoga est un processus de discipline personnelle qui vise la personne entière. Bien que le Soi ne soit pas le corps ni aucunement limité à ce dernier, la philosophie du yoga reconnaît qu'un corps faible et malade peut être un obstacle à l'autoréalisation, en particulier sur la voie du raja-yoga. Ici, il faut insister sur le fait qu'un corps en santé n'est pas un préalable à l'autoréalisation, puisque le Soi est complètement indépendant du corps; en revanche, le corps-esprit est totalement dépendant du Soi. Durant des millénaires, des chercheurs ayant de lourds handicaps et des incapacités ont atteint les hauteurs de la connaissance de soi. Atteindre l'autoréalisation est d'abord une question de volonté, de pureté intérieure et de grâce, et non d'aptitudes physiques ou mentales.

Maintenir le corps en santé, propre et énergique, est le principal but de l'*âsana*. Les postures du yoga gardent nos muscles souples et notre colonne vertébrale élastique, augmentent notre capacité pulmonaire et renforcent nos organes internes. Elles développent également nos facultés mentales et favorisent notre longévité. La maladie nous met en mode de survie et absorbe le plus gros de notre attention, de notre énergie et de nos ressources financières. Elle porte aussi un coup à notre confiance en soi et accentue le dialogue interne négatif, dans la mesure où nous sommes toujours ignorants de notre véritable nature qui est le Soi. Garder son corps en bon état de fonctionnement libère notre intelligence créatrice de la stricte préoccupation des besoins nécessaires à la survie. Par ailleurs, la maladie et les blessures marquent souvent le début d'une transformation.

Ainsi, Shakespeare écrivait: «Sweet are the uses of adversity[10].» Pour certaines personnes, une maladie sérieuse ou un désastre personnel est un détonateur qui déclenche un laisser-aller total de l'ego et une entière reddition à l'Être Suprême. Il n'y a pas de règle ferme quand il s'agit de l'autoréalisation. Il est faux de croire que seuls ceux dont le corps est en santé et l'intelligence est vive peuvent s'éveiller; une telle idée provient de l'ignorance et de l'égoïsme, et constitue en elle-même un obstacle à la libération.

Entreprendre la pratique du yoga requiert l'investissement d'un minimum de temps et d'énergie. Rapidement, le yoga nous mène loin, vers une meilleure santé, une meilleure vitalité, tout en faisant naître le calme intérieur. La clé du succès en yoga n'est pas tant le temps qu'on y consacre, mais plutôt la cohérence de notre pratique. Seulement cinq minutes de *pranayama*, combinées à quinze minutes d'*âsana* quotidiennement, rapporteront d'immenses bénéfices.

Les six postures de base suivantes, accompagnées d'un simple exercice de respiration et se terminant par quelques minutes de relaxation profonde, sont faciles à apprendre et peuvent être maîtrisées par presque tout le monde, jeunes ou vieux. Quelques bienfaits pour chaque posture sont aussi mentionnés.

Pour une séance d'entraînement de yoga de 20 minutes:

- **Respiration par les narines, en alternance** (*pranayama*) – 4 minutes

    (Renforce le cœur et les poumons, améliore la digestion, purifie le système nerveux, préserve l'énergie.)

- **Position des épaules** (*sarvangasana*) – 2 minutes

    (Étire le cou et le haut de la colonne vertébrale, améliore le fonctionnement des glandes thyroïde et parathyroïdes, allège la fatigue mentale.)

---

10. «Les usages de l'adversité sont doux.» [NDT]

- **Se pencher vers l'avant** (*paschimothanasana*) – 2 minutes
  (Étire tout le dos, renforce les organes abdominaux, calme le système nerveux, réduit le poids.)

- **Cobra** (*bhujangasana*) – 2 minutes
  (Renforce les muscles du dos, atténue les douleurs menstruelles et l'irrégularité, soulage la constipation.)

- **Locuste** (*salabhasana*) – 2 minutes
  (Renforce l'abdomen, le bas du dos et les jambes.)

- **Mains aux pieds** (*pada hasthasana*) – 2 minutes
  (Améliore la digestion, augmente le flux sanguin au cerveau, creuse la taille, étire les jambes.)

- **Triangle** (*trikonasana*) – 2 minutes
  (Étire la colonne vertébrale latéralement, tonifie les nerfs spinaux, améliore la digestion.)

- **Relaxation finale** (*savasana*) – 4 minutes
  (Réapprovisionne en énergie, élimine le stress, abaisse les rythmes de la respiration et du pouls, détend entièrement le système.)

Tous ces exercices s'apprennent facilement dans n'importe quelle classe de yoga pour débutants, ou à l'aide d'une bonne initiation audiovisuelle au yoga. Toutefois, afin de maximiser les bénéfices et d'éviter les blessures, nous recommandons une introduction à ces postures par un instructeur compétent.

La sensation grandissante de bien-être que procure l'*âsana* est un bon point de départ pour la méditation. Cependant, les *âsanas* eux-mêmes, combinés au *pranayama,* produisent un état méditatif durant les quelques dernières minutes de la relaxation finale. De plus, les bienfaits de ce repos intérieur provoqué de façon naturelle se ressentent tout le reste de la journée ; nous sommes plus calmes, plus lucides, plus centrés et positifs ; notre esprit est serein, notre corps détendu et nos énergies davantage axées sur nos tâches en cours.

Il est également important de souligner que la pratique du yoga a un énorme potentiel thérapeutique pour les personnes qui souffrent d'incapacités ou de maladies physiques ou mentales. De plus en plus, médecins et thérapeutes envoient leurs patients en classe de yoga afin de favoriser le processus de guérison. La combinaison d'*âsana* et du *pranayama* contribuent puissamment à notre bien-être. Il n'est pas rare que des élèves libèrent des émotions refoulées, en particulier lors des périodes de relaxation finale.

Les entraîneurs remarquent de temps à autre des larmes couler doucement sur le visage de certains élèves qui reposent sur leur dos pendant la *savasana* (relaxation finale). Ils libèrent de l'énergie également refoulée, et disent se sentir plus légers, plus libres et plus heureux qu'auparavant. Et dans la mesure où de nombreux spécialistes du stress estiment que de 60 à 80 % de toutes les maladies sont d'origine psychosomatique, purifier le corps émotionnel a de toute évidence des effets directs et positifs sur la santé.

Quatrième branche : *pranayama* (respiration yogique)

Le *pranayama* se dit aussi «contrôle de la respiration», mais ce terme est quelque peu trompeur. Il existe un grand nombre de techniques de respiration yogique et chacune donne des résultats uniques. L'objectif commun de toutes les formes de *pranayama* est de pouvoir renvoyer son esprit, à volonté, à son état primordial et naturel de silence. Les bienfaits légendaires du *pranayama* pour la santé sont en fait secondaires par rapport à ce but premier. Le contrôle de la respiration signifie moduler le processus de façon spécifique, de manière à purifier le système nerveux, d'une part, et à amener l'esprit à un état d'équilibre, d'autre part. La respiration yogique nous apporte la vigueur, la vitalité, la longévité, et elle peut jouer un rôle majeur dans la réduction ou l'éradication de bien des types de maladies.

La relation entre la respiration et l'esprit est très étroite. Quand le souffle est perturbé, il en va de même pour l'esprit, et vice-versa. Des formes de *pranayama*, comme la respiration par les narines en alternance, quand elle est faite en douceur, ralentissent le flux, l'adoucissent et le rendent plus discret. À mesure que le souffle se calme, l'esprit fait de même. Si la respiration devient extrêmement lente et discrète, l'esprit à son tour se fait silencieux et sans pensées. C'est ce que peut accomplir une pratique régulière de *pranayama*. Une autre possibilité consiste à calmer d'abord l'esprit par la méditation, ce qui aura pour effet spontané de ralentir la respiration. À mesure que le flot des pensées diminue, le souffle devient de plus en plus discret, et si les pensées cessent complètement pendant la méditation, la respiration devient trop discrète pour qu'on la perçoive ; un observateur pourrait croire que la personne qui médite a totalement arrêté de respirer.

En d'autres mots, l'esprit peut atteindre son état premier et silencieux, que ce soit par *pranayama* ou par la méditation. Le raja-yoga préconise tant le *pranayama* que la méditation comme pratiques clés sur la voie de l'autoréalisation. Chez les débutants, par contre, on se concentre plutôt sur l'*âsana* et le *pranayama* comme moyens d'amener les systèmes nerveux et respiratoire dans un état plus sain et détendu. Pratiquée dans ce sens, la méditation est un processus plus doux, facile et profond. La combinaison d'*âsana*, de *pranayama* et de la méditation constitue une méthode puissante pour améliorer la santé, éliminer le stress et jouir d'un état de vivacité profondément reposant. Toutefois, la première fonction d'*âsana* et du *pranayama* est de soutenir le processus de méditation.

Cinquième branche : *pratyahara* (retrait)

Pratyahara est la première étape de méditation. En général, notre attention se porte sur des objets extérieurs à nous. Du lever au coucher, nous voyons et manipulons des éléments qui constituent notre environnement physique. Nous sommes également, dans une large mesure, axés sur notre corps ; nous nous demandons « De quoi ai-je l'air ? Qu'est-ce que je porte ce matin ?... », etc. Mais quand notre esprit fonctionne à un niveau plus calme, nous nous intéressons plutôt aux objets intérieurs tels que nos pensées, nos désirs, nos souvenirs, nos émotions et nos rêves.

Pratyahara est le retrait volontaire de notre attention sur les objets extérieurs que perçoivent nos cinq sens.

Tant que nous ne l'accomplissons pas, nous ne pouvons entreprendre le voyage intérieur. Alors, comment faire pour détourner notre attention de ces objets extérieurs qui attirent nos esprits comme des aimants ? C'est en redirigeant notre attention sur un objet interne, par exemple l'inspiration et l'expiration du souffle, ou sur un mantra, ou encore sur la pensée/sensation de Je suis (auto-investigation). Donc, il est absolument nécessaire d'orienter notre attention sur un objet interne pour pouvoir consciemment la retirer des objets des sens. Aussitôt que, avec *pratyahara,* l'attention est tournée vers l'intérieur, le corps et l'esprit s'apaisent, et ainsi une porte s'ouvre sur l'étape de méditation suivante.

Sixième branche : *dharana* (concentration)

Dharana signifie fixer et maintenir son attention sur un objet. Cela exige de la pratique étant donné que l'esprit, toujours attiré vers l'extérieur, ne cesse de ramener l'attention sur les objets de l'extérieur. D'ailleurs, l'attraction des sens est puissante pour deux raisons : d'une part, notre survie dépend de nos cinq sens ; ceux-ci nous protègent du danger et nous permettent de nous procurer le nécessaire pour survivre, et de plus, les terreurs de la survie primitive maintenaient l'esprit centré sur l'information rapportée par les sens. D'autre part, les sens nous procurent plaisir et confort immédiats et nous nous y accoutumons. Ces deux facteurs déterminent donc une puissante tendance de l'esprit vers l'extérieur tout en inhibant l'introspection.

Avec *dharana,* la personne qui médite apprend à recentrer son attention sur l'objet de sa méditation chaque fois qu'elle se rend compte que son esprit est sur le point de s'égarer. Il s'agit ici du principe de concentration. Mais la concentration n'entraîne pas de lutte ou de domination sur l'esprit. La lutte contre la tendance de l'esprit à errer en utilisant la force pour le maintenir en place est la principale raison pour laquelle les gens abandonnent la méditation. Non seulement contraindre l'esprit ne fonctionne pas, mais c'est une forme de répression qui ne fait qu'engendrer des distorsions physiques et des maladies psychosomatiques. L'*ahimsa* (non-violence) est le principe directeur du yoga, et il s'applique également à notre façon de traiter les autres formes de vie, de même que nos propres corps et esprit. Répétons-le, la concentration n'est pas une lutte contre la tendance de l'esprit à errer; elle consiste plutôt à ramener l'esprit, régulièrement et doucement, à son objet de méditation, au moment où on se rend compte qu'il est distrait.

Ce principe s'applique également à nos objectifs dans la vie. S'acharner à se fixer des buts à l'exclusion de toute autre chose produit une concentration exagérée, voire fanatique, qui crée un stress en nous-mêmes et dans notre environnement. En fait, se concentrer sur un objectif signifie tout bonnement reporter son attention sur celui-ci, facilement et sans force ni violence, au moment où on s'aperçoit qu'on a été distrait par autre chose. Avec la pratique, on devient expert dans la concentration sur nos intentions dans la vie, tandis que simultanément on peut accueillir ce qui se présente d'autre. Par exemple, quand un homme d'affaires est si absorbé à mettre sur pied son entreprise qu'il ignore les besoins de sa femme et de ses enfants, il court au désastre. Il obtiendra peut-être un succès en affaires, mais ce sera au prix de sa famille et, avec un divorce, probablement de son compte en banque.

Par ailleurs, s'il est habile, il reportera continuellement son attention sur son entreprise, tout en incluant simultanément sa famille, et même beaucoup d'autres intérêts qui lui tiennent à cœur. Son attention sera focalisée, en même temps qu'il sera détendu : c'est *dharana* en action. Une telle approche de la vie peut paraître comme la route la plus longue et la plus déstabilisante à suivre pour accomplir nos rêves, mais en réalité, il s'agit du moyen le plus efficace de le faire pour éviter le stress et la dépression qui nous guettent quand nous sommes trop étroitement concentrés. La maîtrise du processus de *dharana* conduit naturellement à l'étape suivante de méditation.

Septième branche : *dhyâna* (méditation)

Dharana, la pratique qui consiste à constamment reporter notre attention sur l'objet de la méditation dès le moment où on se rend compte que celle-ci s'est mise à errer, mène à une absorption plus profonde nommée *dhyâna*. Ainsi, en méditant avec un mantra, nous nous rendons compte peu à peu que le son interne de ce mantra devient de plus en plus discret, tandis que le processus se fait plus facile ; dans *dhyâna,* par contre, notre attention circule de façon continue et sans effort vers le mantra, comme le mouvement ininterrompu d'un fleuve coulant vers l'océan.

Cette concentration, profonde et aisée, s'accompagne d'une conscience grandissante de l'espace qui entoure le mantra. Autrement dit, rester attentif à la concentration toujours plus subtile sur le mantra constitue une prise de conscience de la conscience elle-même, la conscience étant l'espace à l'intérieur duquel toutes les expériences surviennent. Cet état de *dhyâna* est merveilleux parce que la tension, inhérente à la relation « sujet (soi)-objet (mantra) », donne lieu à une fusion entre l'esprit et son objet. Au même moment, on a un sentiment croissant de l'absence de limites de la conscience et une sensation d'infini palpable, océanique et délectable. Alors que dans *dharana* (concentration), on a l'impression que l'ego empirique est l'agent actif qui renvoie constamment l'attention sur le mantra, dans *dhyâna,* l'apparente activité de l'ego empirique est reprise par une Force qui vient du plus profond de soi et qui entraîne l'attention vers l'intérieur.

Cette Force est parfois nommée Grâce de Dieu, parfois Soi infini, parfois Intelligence Suprême. Pour la personne qui médite, toute sensation d'action se fond en un sentiment pénétrant d'*être*, à mesure que se poursuit, sans effort, l'approfondissement de sa méditation. Au stade final de *dhyâna*, une paix profonde et divine pénètre le corps-esprit, et il ne reste qu'une faible indication de séparation entre le sujet (soi) et l'objet (mantra).

Huitième branche : *samâdhi* (absorption)

Dhyâna se termine dans une fusion complète du sujet (soi) et de l'objet (mantra). Quand sujet et objet ne font qu'un, ils disparaissent tous les deux. Cela s'appelle le transcendantal, ou quatrième état. Ce qui reste alors est la conscience de la conscience elle-même, le Je suis ce que je suis. La relation sujet-objet entre l'ego empirique et le mantra est une polarité à l'intérieur de laquelle chaque pôle a besoin de l'autre pour exister. Sans objet il n'y a pas de sujet; sans sujet il n'y a pas d'objet. C'est l'esprit actif qui entretient cette relation sujet-objet.

Tandis que, au cours de la méditation, l'activité de l'esprit se calme et se fait de plus en plus discrète, la perception de la distance entre le sujet et l'objet s'atténue, jusqu'à devenir de plus en plus intime et facile. C'est au moment où toute activité mentale cesse que l'ego empirique et le mantra fusionnent, puis disparaissent. Cet état est nommé *samâdhi*, ou absorption, parce que l'esprit a été absorbé par la Source d'où il provient, la Conscience pure. Techniquement, cet état est appelé *nirvikalpa* (sans qualités) *samâdhi*, car il ne peut être décrit. Toutefois, étant donné qu'il ne peut être induit ni par la drogue ni par la suggestion, ce *samâdhi* ne doit pas être confondu avec la transe ou l'hypnose. Ceux qui méditent et qui ont atteint le *samâdhi* – aussi appelé quatrième niveau de conscience, car il est distinct de l'éveil, du rêve et des états de sommeil – savent que c'est un état naturel de pleine conscience dans un silence intérieur absolu. C'est un état de vigilance extraordinaire qui se vit avec facilité. Quand la personne qui médite arrive à entrer dans l'état de *nirvikalpa samâdhi* sans effort et comme bon lui semble, elle atteint un état nommé *sahaja nirvikalpa samâdhi*, qui signifie respect naturel, sans effort et continuel du soi, comme du Soi. C'est l'état de l'autoréalisation, ou libération (*moksha*), l'étape suprême en yoga.

La connaissance de soi

*Shiva est l'Être qui renferme toutes les formes
ainsi que la Conscience qui les voit.*

*Cela signifie que Shiva est l'origine
qui sous-tend à la fois le sujet et l'objet.
Tout existe en Shiva et grâce à Shiva.*

Sri Ramana Maharshi

La connaissance de soi est aussi appelée le Maha Yoga (grand yoga) parce qu'elle constitue une voie directe vers l'autoréalisation. La connaissance de soi traite de front la question philosophique et personnelle la plus fondamentale qu'on puisse soulever : « Qui suis-je ? » La pratique de la connaissance de soi est très ancienne et la tradition la considérait comme réservée à ceux qui ont renoncé à tout au profit de leur recherche focalisée de la vérité. Plus récemment, Ramana Maharshi (1869-1950) a revitalisé ce chemin sans âge, le rendant accessible à tous les chercheurs, même aux plus occupés dont l'horaire est débordé.

Cette méthode de connaissance de soi peut être pratiquée soit de façon formelle, en se réservant une certaine période de temps chaque jour (par exemple 20 minutes au lever et 20 minutes au coucher), soit de façon informelle, quelques minutes çà et là, quand l'occasion, ou la motivation, se présente. À mesure que nous progressons sur cette voie, le processus de la connaissance de soi devient automatique et demeure actif tout le reste de la journée. On peut s'exercer tout en travaillant, et même en parlant, sans nuire à notre efficacité. Pour les débutants, toutefois, on recommande une période quotidienne fixe jusqu'à ce que la pratique soit suffisamment établie.

Afin d'expérimenter quoi que ce soit – un arbre, un autre être humain, un désir, une émotion, une sensation physique –, il doit d'abord y avoir quelqu'un qui expérimente. Avant de pouvoir connaître un ce, un lui ou un eux, le je doit au préalable être établi. Pendant le sommeil profond, il n'y a pas de sentiment du je, non plus que de conscience des objets, quelle que soit leur taille. Quand nous entrons dans l'état de sommeil, le sentiment du je réapparaît, tout comme le font tous les personnages et les objets du rêve.

En d'autres mots, les deuxième et troisième personnes (toi, lui, ce) ne peuvent exister sans la première personne du singulier (je). Le sentiment de je suis est le seul aspect stable de l'expérience, puisque les objets de l'expérience eux-mêmes changent continuellement. Les gens, les endroits et les choses vont et viennent dans nos vies, mais nous, nous restons. Notre propre corps change, parfois considérablement, mais le je suis associé à ce corps demeure le même. Le je suis est le seul sujet, tout le reste est objet. Même Dieu est un objet aux yeux du sujet je suis.

À ce propos, il nous apparaît qu'un trait étrange caractérise les êtres humains: notre curiosité à l'égard d'à peu près tout, sauf de nous-mêmes. Nous consacrons nos vies à comprendre le monde, Dieu, le cosmos, les domaines atomique et subatomique, etc., mais très peu d'entre nous faisons l'effort de nous comprendre nous-mêmes. Nous nous questionnons sans fin sur la nature des choses, mais nous n'interrogeons jamais celui qui questionne. Qui est ce questionneur qui cherche à comprendre Dieu et l'Univers? Si nous sommes ignorants de nous-mêmes, comment pouvons-nous alors être sûrs de nos connaissances sur quoi que ce soit d'autre? À moins de connaître le sujet, comment pouvons-nous prétendre connaître l'objet?

Le physicien allemand Werner Heisenberg a démontré que l'observation ou le fait de prendre des mesures affecte le phénomène qu'on est en train d'observer ou de mesurer. Il a écrit: «Ce que nous observons n'est pas la nature en soi, mais la nature exposée à nos méthodes de questionnement.» Partant de cette idée, il a formulé son fameux «principe d'incertitude» qui mettait en pièces l'image bien entretenue du scientifique comme observateur détaché et objectif. Si le monde que nous voyons est à la base une création de nos modes de pensée, de questionnement et de perception, ne serait-il pas plus sensé de connaître d'abord le penseur, le questionneur, celui qui perçoit? Au lieu de cela, nous présumons que ce que nous percevons est le monde comme il est en réalité, et nous agissons en fonction de cette hypothèse. Ainsi que l'histoire le prouve, cette façon de faire mène souvent à des résultats catastrophiques.

Le philosophe Bertrand Russell illustrait ce phénomène avec humour par une histoire champêtre : chaque matin, au lever du soleil, les poules tout excitées d'une basse-cour couraient vers le fermier amical qui tenait un seau rempli de nourriture pour elles. Cette scène se répéta pendant plusieurs mois. Les poules étaient heureuses d'être si bien traitées et si bien nourries, et elles attendaient la prochaine visite du fermier avec impatience. Et puis, un matin, à l'aube, il arriva et les poules se ruèrent sur lui pour l'accueillir, comme d'habitude. Mais cette fois, au lieu d'un seau de nourriture, il avait une hache à la main. La suite de l'histoire est bien connue.

Ramana Maharshi a vécu les périodes difficiles des deux guerres mondiales et de la grande dépression. Des Occidentaux allaient régulièrement lui rendre visite, et nombreux étaient ceux parmi eux qui se sentaient accablés par la misère du monde. Ils lui demandaient : « Comment pouvons-nous mettre fin à la guerre et installer la paix dans le monde ? », « Comment pouvons-nous nourrir des masses affamées et déprimées et améliorer leur condition ? », « Quel est l'avenir de la race humaine ? », etc. Ramana répondait toujours la même chose : « Pourquoi vous préoccupez-vous de la paix dans le monde alors que vous n'avez même pas encore fait la paix avec vous-même ? Pourquoi voulez-vous connaître le futur quand vous ne connaissez même pas encore le questionneur du moment présent ? Trouvez d'abord qui est celui qui pose la question, et là, voyez si la question existe toujours. » Bien que Ramana fût le plus souvent silencieux toute sa vie, quand des visiteurs lui posaient des questions sincères sur la nature du Soi et sur leurs défis personnels, il y répondait.

En revanche, ceux qui posaient des questions par simple curiosité, ou découlant d'un sens déplacé des responsabilités, par exemple « Que pouvons-nous faire pour sauver le monde ? », ne recevaient invariablement pour toute réponse que le silence. Certains trouvaient la réticence du sage trop insoutenable et quittaient l'endroit, mais les autres, plus nombreux, restaient et utilisaient le silence intense et pénétrant qu'ils sentaient autour de lui pour rentrer en eux-mêmes; cette expérience a provoqué en eux une révolution intérieure qui a transformé leur vie.

Dans la méthode de connaissance de soi, l'enquêteur doit trouver la source de la pensée du Je. Celle-ci, synonyme d'ego, n'est pas le Soi qui est pure Conscience transcendant toute forme et toute substance. Toutefois, la pensée du Je provient du Soi et doit son existence au Soi. Sans le Soi, il ne peut y avoir de pensée du Je, car toutes les pensées ont besoin de la lumière de la conscience pour pouvoir apparaître. Le Soi est la Source de la conscience. En fait, tout phénomène, de l'atome aux galaxies, apparaît en vertu de la lumière empruntée au Soi intelligent. La pensée du Je prend toujours la forme d'une certaine identification qui est limitante et qui est invariablement l'idée de je-suis-le-corps. Cette idée n'est pas fausse, mais elle n'est pas vraie non plus, et c'est ce qui cause nos inquiétudes, nos peurs et nos tensions. C'est aussi la cause première de notre agressivité sous ses formes les plus horribles. Il n'y a pas de doute que le corps est le véhicule par lequel le Soi s'exprime dans ce domaine de l'existence et en ce sens, l'idée de je-suis-le-corps est juste.

Mais cette idée est fausse si on considère le Soi comme étant limité ou dépendant de quelque façon que ce soit du corps. Premièrement, le corps est mortel alors que le Soi est immortel, et il n'est pas touché par la création et la dissolution de l'organisme; de plus, les lois du temps et de l'espace conditionnent et déterminent la destinée du corps, alors que le Soi se tient à distance de ces facteurs limitatifs. Autrement dit, le corps est inéluctablement mortel et limité, tandis que le Soi est en soi immortel et libre. L'autoréalisation ne fait que favoriser l'éveil à la réalité selon laquelle ce que nous sommes est le Soi complet et non seulement le corps physique ou quelque autre substance éthérée et secrète se logeant dans le corps.

Cet éveil au Soi n'est pas un concept abstrait. Il se fait en abandonnant nos notions limitées et erronées sur ce que nous sommes, ainsi qu'en mettant résolument nos attitudes égoïstes au rancart. Une telle transformation équivaut à une révolution interne complète qui touche chaque fibre de notre être ; on ne l'obtient pas en lisant des livres, bien que les livres puissent être des alliés utiles dans la démarche. On ne l'obtient pas non plus en modifiant les circonstances extérieures de nos vies ; abandonner nos familles ou quitter notre emploi pour se lancer dans une vie monastique n'est pas nécessaire, car le véritable travail est uniquement interne.

La philosophie sur laquelle le processus de connaissance de soi est fondé affirme : « Tu es déjà le Soi, tout ce que tu as à faire est de te débarrasser de l'idée que tu es quelqu'un d'autre. » En remontant à la Source de la pensée du Je, qui est un sentiment limité du moi, on réalise la vérité de notre Être. Cela n'oblige personne à changer de religion ou de style de vie, ni d'abdiquer ses responsabilités ; il s'agit d'une quête intérieure cohérente et dévouée de la découverte du Soi, un travail que personne ne peut faire à notre place. Il n'y a pas de pouvoir plus puissant pour venir nous sauver, car en réalité nous sommes ce pouvoir même que nous recherchons et qui nous rend pleinement capables d'assurer notre propre salut.

Il existe quelques façons de pratiquer la connaissance de soi. L'une d'elles consiste à demeurer sur le sens de je suis en permanence. Nisargadatta Maharaj, un jeune contemporain de Ramana Maharshi, enseigna cette méthode. *Aham-bhava* est le terme sanskrit pour le sentiment, ou la sensation, de je suis. Cette sensation est plus subtile que la pensée, les émotions ou la conscience du corps. *Aham-bhava* est imperceptible comme l'espace et, avec la pratique, l'esprit conscient peut arriver à en prendre conscience. Le sentiment de *aham-bhava* est toujours présent, mais étant donné que l'esprit a l'habitude de se concentrer sur les sensations, les objets, les projections mentales extérieures, par exemple les pensées, les souvenirs et les désirs, nous n'en prenons pas conscience. En redirigeant l'attention vers l'intérieur, loin des objets, des désirs, des émotions et même des pensées rattachés aux sens, nous devenons conscients de ce sentiment subtil de notre propre existence, le Je suis.

Ramana Maharshi encourageait les chercheurs à diriger leur attention vers l'intérieur en les lançant réellement à la recherche de la pensée du Je, et en voyant s'ils pouvaient la trouver. Avec la recherche active de la pensée du Je, l'attention se détache automatiquement des objets et des désirs des sens pour se concentrer sur l'intérieur. Toutefois, l'esprit n'arrivera pas à trouver cette pensée, celui-ci étant comme une ombre fugace qui disparaît dès que l'éclairage de la conscience tente de l'approcher. Dans ce simple mouvement de l'esprit vers la pensée du Je, à la fois le monde extérieur et cette pensée elle-même disparaissent, permettant ainsi au Soi pur de jaillir en une intense et silencieuse conscience, exempte de pensées et de tous les phénomènes qui l'entourent habituellement.

La plupart du temps, Sri Ramana recommandait la méthode suivante, qu'on pratique soit calmement assis, soit pendant les activités quotidiennes. Commencez par observer votre esprit et ce qu'il contient. Chaque fois que se présente, ne serait-ce que momentanément, quoi que ce soit à la conscience, une pensée, une émotion, un désir, etc., posez silencieusement cette question: «Pour qui est cette pensée (ou émotion, etc.)»? La réponse, tacite, est naturellement: «Pour moi.» Puis demandez, toujours silencieusement: «Qui suis-je?» À ce stade, ou bien vous partez à la recherche de la pensée du Je, telle que suggérée précédemment, ou bien vous dirigez votre attention sur le sentiment de Je suis (*aham-bhava*). Dans les deux cas, l'esprit va temporairement se fondre dans la Source d'où il provient initialement, c'est-à-dire le Soi. Avec la pratique, cette fusion se prolonge, et retourner l'esprit à sa Source devient de plus en plus facile et naturel. Notons au passage que la question «Qui suis-je?» n'appelle pas une réponse intellectuelle. L'auto-investigation n'est pas un processus intellectuel; c'est plutôt une recherche de la Source de l'intellect lui-même. L'auto-investigation n'est pas une analyse; c'est un abandon de l'intellect du Soi et une fusion de l'esprit dans le Cœur.

À ceux qui trouvaient la méthode directe d'auto-investigation trop éprouvante, Sri Ramana suggérait parfois d'autres possibilités, comme méditer avec un mantra. Ainsi, il offrit différentes approches, qu'il décrit ici, dans ses propres mots :

Parmi les nombreux noms de Dieu, aucun ne convient à Dieu, qui demeure dans le Cœur, dépourvu de pensées, portant si véritablement, judicieusement et magnifiquement le nom « Je » ou « Je suis » (aham). De tous les noms connus de Dieu, seul le nom de Dieu « aham – aham » résonnera triomphalement quand l'ego sera détruit, et s'élèvera en tant que Mot suprême et silencieux (mouna-para-vak) dans l'espace-Cœur de ceux dont l'attention est tournée vers l'intérieur. Même si quelqu'un médite continuellement sous le nom de « je - je », l'attention centrée sur le sentiment de « Je suis » (aham), il en faudra un, et il faudra le plonger dans la source d'où naissent les pensées, tout en détruisant l'ego...

L'auto-investigation affaiblit et détruit les *samskâras* (impressions) qui forment la base de nos *patterns* (*vasanas*) et de nos conditionnements négatifs. Sur la voie de la connaissance de soi (*jnana*), l'intuition directe du Soi offre un aperçu libérateur qui, comme le feu, brûle les semences de nos *samskâras* et détruit leur capacité à germer et à devenir des *patterns*. La méthode de la connaissance de soi est une arme puissante, tout comme la respiration et d'autres pratiques de yoga, pour surmonter nos *patterns* et nos perceptions négatives de nous-mêmes, renforcer notre estime et notre pouvoir personnels et, enfin, nous amener à un plein éveil dans le Soi.

Le yoga et le nouveau millénaire

Le yoga a commencé à prendre racine en Occident à la fin du XIXe siècle. Son influence s'accroît de façon stable depuis une centaine d'années et ne donne aucun signe de faiblesse. Au contraire, l'intérêt pour cette méthodologie ancienne et éprouvée s'est accentué, non seulement en Occident mais partout dans le monde, y compris le Moyen-Orient et l'Extrême-Orient. La désillusion grandissante à l'égard des religions traditionnelles dans le monde a créé un vide spirituel que l'esprit humain voudrait bien combler. Le yoga, bien que partie intégrante de l'hindouisme, est une approche scientifique et rationnelle de la connaissance de soi et de la paix intérieure, donc exempte du dogmatisme et des actes de foi souvent au cœur des religions traditionnelles.

Les bienfaits du yoga sont mesurables ; ils sont d'ailleurs mesurés scientifiquement et leurs résultats sont accessibles à tous. Ces bénéfices, dont n'importe qui peut faire l'expérience, ne serait-ce qu'en pratiquant quelque peu, sont la clé de l'intérêt universel que suscite le yoga. De plus, le yoga n'exige pas de changer sa religion ni d'adopter d'autres traits culturels ; au contraire, lui-même s'intègre facilement dans les pratiques spirituelles des gens de toutes confessions ou philosophies. Un esprit ouvert et un engagement envers ce qu'il y a de plus haut en nous, voilà les préalables au yoga. Dans le monde actuel, constamment assombri par les nuages du militantisme, du militarisme, du matérialisme et de la dégradation environnementale, de l'agitation personnelle et sociale, le yoga propose une vive lumière pour tous, sans exception. Le yoga est une offre divine à toute l'humanité.

À Cœur Ouvert

Ateliers, séminaires et conférences

Expansion dans les relations et connaissance de Soi
Atelier intensif (30 heures) où vous découvrirez les mécanismes inconscients qui peuvent bloquer l'amour et l'expression de soi. Vous développerez au cours de cet atelier un sentiment de puissance et de confiance en vous, deux outils indispensables pour aller de l'avant et vous créer une vie que vous aimez.

Se créer une vie inspirante
Atelier d'une durée de deux jours. Vous y découvrirez votre vision personnelle, celle qui vous donnera la possibilité de réaliser vos rêves les plus profonds et de vous distinguer dans le monde. Pour aller vers une vie inspirante et inspirée.

Programme d'entraînement en leadership
Entraînement d'une durée de 10 semaines. Vous découvrirez la façon de dépasser vos limites personnelles, celles qui vous privent du succès. Vous apprendrez à transformer les difficultés en défis et en sagesse, et à atteindre vos objectifs de vie.

Séminaire sur le succès personnel
Série de conférences offertes en soirée. Divers sujets sont abordés : Création d'une carrière passionnante et payante ; Bien gérer son stress pour être en santé ; Récupérer son pouvoir personnel ; Se libérer de ses émotions ; Guérir de ses *patterns* inconscients.

Yoga et gestion du stress

Entraînement offert en groupe ou individuellement. Apprentissage de la respiration consciente, de techniques de relaxation et de postures de yoga. Grâce à cet entraînement, vous réduirez vos tensions, vous serez en santé et vous aurez beaucoup d'énergie.

Formation longue en respiration consciente

Formation d'une durée de trois mois. Programme intensif de respiration consciente assurant la libération d'émotions profondes, d'activités mentales intenses et des inconforts physiques. Cet entraînement prépare les participants à devenir des *coachs* professionnels de la respiration consciente.

Pour toute information :
Lyse LeBeau et Duart Maclean
www.lyselebeau.com
info@lyselebeau.com
(514) 769-4773 et (514) 769-0719

Je crois qu'il est nécessaire que le corps émotionnel soit fort afin de créer un système immunitaire fort. Lyse et Duart donnent, dans ce livre et dans leurs séminaires, des outils importants pour la guérison intérieure, ce qui apporte une meilleure santé physique, mentale et spirituelle.

Caroline Sutherland, auteure de *The Body "Knows"*

Grâce aux séminaires et au coaching privé de Lyse LeBeau, j'ai pu transformer ma perception de plusieurs situations, identifier les patterns qui déclenchaient en moi des émotions négatives et développer une harmonie intérieure beaucoup plus grande. Ses ateliers m'ont permis d'identifier qui j'étais et ce que je voulais.

Louis Cayer, entraîneur du médaillé d'or olympique en tennis double, Sébastien Lareau

Table des matières